行列のできる薬剤師

スリースター 3★
Three Star Pharmacist
★ ★ ★
COMPASS Project

ファーマシストを
目指せ！

岡田 浩 著
京都医療センター臨床研究センター予防医学研究室
（株）コンパス・プロジェクト

じほう

まえがき

　薬局で働いていると，こちらはがんばって服薬指導を行っているのに，患者さんはちゃんと薬を飲んでくれなかったり，糖尿病の合併症の恐ろしさを毎回患者さんに説明しているのに，いつまでも血糖値が高いままだったりという経験はありませんか？　このような事例に対し，一つの解決策を提示するのが「3☆ファーマシスト研修」です。

　もともとは，私が薬局で「仲良くなった糖尿病患者さんの血糖値が改善していく」という経験をしたことが始まりでした。教師から薬局薬剤師に転職した私にとって，とても失礼なたとえですが，血糖コントロールのよくない糖尿病患者さんは，算数や数学の苦手な子どもたちと似ていると感じました。それは，気持ちが後ろ向きになって「どうせ何をやっても無理だ」と諦めているところです。

　しかし，そんな患者さんたちも，薬局で少しずつ話をしていくうちに次第に前向きになり，コントロールも改善していきました。もし，このようなちょっとしたことが，全国の薬局で行われたら，助かる糖尿病患者さんはたくさんいるはずだと考えました。そして，そのことを知ってもらうため，まずCOMPASS研究という薬局での介入研究を2年かけて実施し，薬局薬剤師が関わることで血糖値の改善率が2倍になることを明らかにしました。

　さらに，その研究のために作った「動機づけ面接」研修プログラムを拡充した「3☆ファーマシスト研修」というプログラムを作り，2012年より実施しています。この「3☆ファーマシスト研修」の書籍版が，本書になります。

　本書を手にした薬剤師の先生方が，日常薬局業務のなかで，慢性疾患患者さんを支援し，多くの薬剤師の指針，「COMPASS」になっていただけるようなことがあれば，それは私にとって何よりの喜びです。

2013年　8月
岡田　浩

謝　辞

　この本を書くもとになったのは，薬局での糖尿病患者への介入研究COMPASSプロジェクトです。この研究は，日本初の薬局における糖尿病患者に対する多施設研究ということもあり，多くの方々の協力なしには実施できない研究でした。

　当時，日本国内ではほとんど行われていなかった薬局での介入研究をやりたいという無茶な願いを受け入れ，薬局薬剤師であった私を研究員として雇い，研究が進まないなかでも終始粘り強く指導していただいた坂根直樹先生（京都医療センター予防医学研究室室長）に何よりもまず感謝いたします。

　そして，COMPASSで必要な「動機づけ面接」の研修プログラム作成から，3☆ファーマシストプログラムの作成，実施・管理まで，一手に引き受けやっていただいたのはプログラム作成のプロである中川康司先生です。本書の執筆にあたっても，ご協力いただきました。

　COMPASS研究の受け入れ先が決まらず2年間止まっていたとき，武蔵野大学薬学部の中込啓一先生のご紹介により日本調剤株式会社に受け入れていただけました。その後，クオール株式会社に参加していただきました。中込先生ならびに日本調剤株式会社，クオール株式会社の皆様に感謝いたします。COMPASSの実施については，大阪薬科大学恩田光子先生に本当にお世話になりました。ニューズレターの郵送からデータ入力まで，先生の研究室の学生たちの活躍なくして，この研究を進めることができませんでした。

　3☆・5☆ファーマシスト研修プログラム実施に際しては，阪神調剤薬局株式会社の協力を得ることなしには不可能でした。3☆ファーマシスト研修の理念に共感していただき，採用を決めていただいた教育研修部長岩崎英毅様，辻教子様，城戸真由美様に感謝いたします。3☆・5☆ファーマシスト研修を，社内研修として受け入れていただいたおかげで，1年目より多くの3☆ファーマシストを生み出すことができました。

　本書はじほうの木枝雅俊様が3☆ファーマシスト研修を取材に来ていただき支援していただいたことから実現しました。本書では，第8章に大石内科クリニッ

ク院長大石まり子先生，3☆ファーマシストからは，松澤京子様，花野郁子様，土井崇様にメッセージと体験談を寄せていただきました。また，あい薬局藤森の事務武内歩様，薬剤師河本一真様，患者の西村一二三様、早川賢様には，それぞれの立場から支援を実施して変化しはじめている薬局について報告をしていただきました。ありがとうございます。友人でタイ・Prince of Songkla Universityの薬学生Kanokkan Chaiyakan（Mook）さん，には本書のためにかわいいイラストを描いていただきました。

　現在私が所属している，京都医療センター臨床研究センター予防医学研究室の秘書菅沼彰子様，研究員の皆様。また，京都大学医学研究科社会健康医学系健康情報学の中山健夫教授をはじめ教室員の皆様。週に1回というわがままな勤務形態でありながら毎週暖かく迎えてくれる，あい薬局藤森のスタッフの皆様。福岡の糖尿病専門クリニック岡田内科クリニックの院長岡田朗先生をはじめスタッフの皆様。そのほか薬局，クリニック，病院の多くの患者さんや上記の本当に多くの先生方の助けなしに，COMPASSプロジェクトならびに3☆ファーマシスト研修の実施，この本の完成はありませんでした。心よりお礼を申し上げます。

　最後に，各地を飛び回り，ろくに家にいないような夫を，終始支えてくれている妻の岡田久美子に感謝いたします。

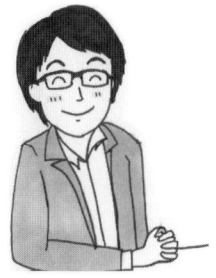

目 次

第1章 仲良くなったらHbA1cが下がった？
- ① 岡田のストーリー・薬剤師になるまでとなってから …… 1
- ② 1型糖尿病の子どもたち …… 2
- ③ 一つの薬局での取り組みと成果，「プラクティス」誌 …… 6
  - 3-1 薬局で自作のパンフレットを配る …… 6
  - 3-2 薬局での経験を論文に〜「プラクティス」誌掲載 …… 7
- ④ 京都医療センターへ …… 8

第2章 薬物指導だけの限界と療養支援の成果：COMPASS介入試験
- ① 薬剤師業務をめぐる国際的な流れ …… 13
- ② ファーマシューティカルケア …… 14
- ③ 世界の薬局における慢性疾患管理 …… 15
  - 3-1 米国での糖尿病介入研究 …… 17
  - 3-2 オーストラリアでの介入研究 …… 17
  - 3-3 英国での薬局の活用 …… 19
  - 3-4 カナダでの糖尿病介入研究 …… 19
- ④ 苦難の道のり，COMPASS準備期 …… 20
  - 4-1 研究を受け入れてくれる薬局がない！ …… 20
  - 4-2 研究が進まないので，「やりがい」調査票を作る研究を行うことに …… 21
- ⑤ COMPASS試験の実施，結果発表 …… 21
  - 5-1 思わぬことで開始できることに …… 21
  - 5-2 介入研究は人手が必要 …… 22
  - 5-3 思わぬ受賞 …… 23

第3章 薬剤師の思い込みと患者さんの思い込み
- ① 薬剤師と患者さんの間にある隔たり …… 29
  - 1-1 服薬指導というワナ …… 29
  - 1-2 指導だけすることには問題点がある …… 29
  - 1-3 患者さんのニーズとの間にギャップがある …… 30
- ② 指導から支援へ①〜動機づけ面接とは？ …… 30
  - 2-1 やる気を高めるアプローチ …… 30
  - 2-2 「自信」を高めるアプローチ …… 31
  - 2-3 自信を高める4つの手法 …… 32
  - 2-4 最後にそっと背中を押す言葉で締めくくる …… 35
- ③ 指導から支援へ②〜糖尿病エンパワーメントとは？
  「エンパワーメント・アプローチによる面談技法」 …… 35
  - 3-1 エンパワーメント・アプローチとは …… 35
  - 3-2 なぜ，エンパワーメント・アプローチが必要なのか …… 35
  - 3-3 エンパワーメントの5つのステップ …… 37
  - 3-4 エンパワーメントの評価法 …… 38

第4章　薬局での患者支援スキル

① 患者支援の3ステップ……………………………………………… 45
　1-1　声をかけて反応を見る………………………………………… 45
　1-2　現状を聴いてみる……………………………………………… 49
　1-3　前向きの言葉をかける………………………………………… 50
② 情報提供の3ステップ……………………………………………… 52
　2-1　ニーズを探る，反応を見る，ベネフィットを伝える……… 52
　2-2　資料を使うメリット…………………………………………… 55
③ スモールステップ法……………………………………………… 56

第5章　患者さんの心理状況に応じた対応，行動変容モデル

① 行動変容モデルをもとにした対応方法………………………… 65
② 行動変容モデル（変化ステージモデル）……………………… 66
③ 変化ステージ別の対処法………………………………………… 68
④ 患者さんの生活環境と心の準備状態を分析する……………… 80

第6章　患者さんの性格に合わせた対応，性格タイプ別アプローチ

① 性格タイプ別アプローチとは？………………………………… 83
　1-1　怒り出す患者さんへの対応（赤色タイプ）………………… 83
　1-2　性格タイプ別アプローチ……………………………………… 85
② 性格タイプの見分け方…………………………………………… 86
③ 性格タイプアプローチのまとめ………………………………… 92
　3-1　性格タイプとは？……………………………………………… 92
　3-2　4つのタイプの強みと弱み…………………………………… 92
　3-3　相手の性格タイプの見分け方………………………………… 92
　3-4　4つのタイプのストレスと兆候……………………………… 94
　3-5　4つのタイプの対応方法……………………………………… 95
　3-6　4つのタイプの情報提供のポイント………………………… 95
④ 患者さんとの信頼関係構築，マインド，知識，スキル……… 96

第7章　引き出しを増やそう！

① はじめに…………………………………………………………… 103
② 支援に役立つ情報・知識を収集・整理しておく……………… 103
　2-1　患者さんが日頃接している健康情報を知っておく………… 103
　2-2　情報収集のソース……………………………………………… 104
　2-3　集めた情報の整理・使い方…………………………………… 108

第8章　3☆ファーマシストたちの体験記

① 3☆ファーマシスト研修の開始と現在………………………… 115
② 3☆研修受講後の体験記………………………………………… 116
③ 薬局で患者支援を行うことのメリット………………………… 119

付　録　薬局ですぐ使える患者サポート資料…………………… 125

第 1 章

仲良くなったらHbA1cが下がった？

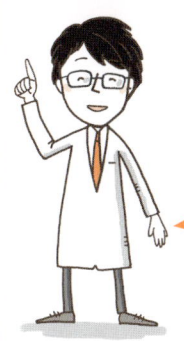

Point

- 40歳で薬剤師になると，ベテランと間違われて多くの患者さんから相談された
- 1型糖尿病の子どものためのキャンプに参加してわかったこと
- 患者さんと仲良くなると，それだけで次第にコントロールが改善する患者さんがいた
- コントロールが本当に改善しているのか，2年間追跡して調査してみた
- 薬局で調べた結果を学会や論文にして発表してみた

1 岡田のストーリー・薬剤師になるまでとなってから

　私は40歳で薬剤師になりました。薬剤師になる前は学習塾の講師で，その前は小学校や中学校の教師でした。薬学部を40歳で卒業するとき，周囲から「薬剤師は最初は病院で勉強したほうがいい」と言われて，病院の採用試験を受けました。しかし，面接で「当直はその歳だと難しいでしょう？」と言われてしまい，なるほどと納得して薬局に就職することにしたのです。もともと妻が薬局薬剤師で，患者さんから野菜をもらってきたり，夕食時などに楽しそうに話す患者さんとのエピソードを聞いたりするたびに，「感謝される（薬剤師の）仕事っていいな〜」と普段から感じていたことも，薬局に勤めることにした理由の一つでした。

　実際に40歳で薬局薬剤師になると，ちょっと困ったことも起こります。何だと思いますか？……　それは，卒業してすぐの，薬の名前などもほとんどわからないようなときですら，見かけがベテランなので，患者さんから毎日のようにいろいろな質問をされることでした。ふだん困っていることがある患者さんほど，新顔の薬剤師が薬局に入ると，ちょっと試しに相談してみようと思われるようでした。とにかく，薬剤師になるとすぐに，いつの間にか薬に限らず食事や健康全般についてあらゆることを相談されるようになりました。

誰でもそうだと思うのですが，患者さんから頼りにされ，相談されることはとてもうれしく，そのことが仕事へのモチベーションとなっていました。そのため，薬局の仕事が終わると1日立ちっぱなしでくたくただったのですが，それから薬剤師会や製薬企業が行う講演会にはできるだけ参加していました。それも，患者さんの質問にできるだけ早く，きちんと答えられるようになりたいと思っていたからです。患者さんから質問されても十分に答えられなかったと感じたときは，自宅に帰って本やネットで調べ，手帳に記入して次回にはもっとちゃんと答えられるように準備しました。ときには患者さんのために，資料を準備したりするようになっていきました。

　歳をとってから仕事を変えるというのは一般的にはマイナスととらえられがちですが，私の場合はベテランと間違えられ，頼りにされるというプラスの面が強く出てきたように感じました。次第になじみの患者さんも増えていき，忙しいながらもいつの間にか薬局での仕事に面白みを感じるようになっていました。

② 1型糖尿病の子どもたち

　「1型糖尿病の子どものためのサマーキャンプ」というものがあることを知っていますか？　サマーキャンプは，毎年夏休みになると日本各地で開かれており，国内に5,000人ほどいる小児1型糖尿病の子どものうち，2,000人程度が参加しています。

　キャンプといっても，実際は小学生から高校生くらいまでの1型糖尿病の子どもが一緒

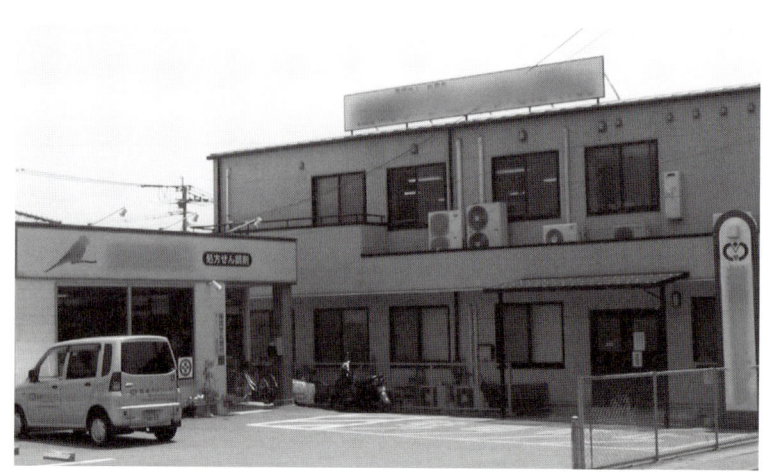

当時勤務していた薬局と隣の診療所

に宿舎に泊まる合宿のような形式がほとんどですが，プログラムにはハイキングなどの野外活動が組み入れられているため，キャンプと呼ばれています。インスリンが発見された4年後の1925年にアメリカの医師がデトロイトで始め，その後世界中に広まりました。日本では1963年に東京で始まり，続いて1969年に福岡と熊本で始まりました。私は，この日本で2番目に古い福岡のサマーキャンプに，大学生だった19歳から25歳くらいまでの時期に，ヘルパーとよばれるボランティアスタッフとして毎年参加していました。最初は，この福岡のサマーキャンプを開始された，平田幸正先生（東京女子医科大学名誉教授）の娘さんがたまたま私の姉と親友同士だったという不思議なつながりから，私の兄が参加するようになり，先に参加していた兄に勧められて，私も参加するようになりました。

当時，教育学部の学生だった私には，1型糖尿病という病気はよくわからない病気でした。病気をもっているとはいっても，インスリンを毎日注射すること以外は（あたりまえですが）普通の子どもと何も変わらず，皆とても元気でした。サマーキャンプに参加して，「なんだ，病気を持っているだけで同じじゃないか！」と思ったことを強く覚えています。

私が何よりも印象的だったのは，キャンプで当初は暗い表情をしている子どもでも，数日もすれば魔法がかかったように明るい表情に変わっていくということでした。

1型糖尿病は，発症すると生涯インスリン注射が必要になるという病気です。有病率は1万人に1～2名という病気で，発症すると周囲に同じ病気の子どもはほとんどいません。そのため，子ども自身は周囲に不安な気持ちを共有できる相手に出会うこともあまりなく，周囲の理解を得ることが難しいこともある病気です。

しかし，サマーキャンプに来ると同じ病気の子どもが50人以上もいて，しかも年齢も自分より年下から大学生のお兄ちゃんやお姉ちゃんまで参加しており，不安な気持ちが和らぐのもわかります。しかも，キャンプはハイキングやバーベキューなど野外活動の楽しいプログラムがたくさんあり，気持ちも大きく前向きになり，表情もこのように明るくなるのだということがだんだんわかってきました。

福岡のサマーキャンプを開始から40年にもわたり支え続けた仲村吉弘医師は「小児糖尿病の予後というときに，ともすれば生命の予後ととらえがちであるが，小児はいずれは成長して大人になることを十分に考え，非糖尿病と同じ社会人になれるように教育することが重要である」と述べています。（「肥満と糖尿病」Vol.2.No.3　2003）

私はこのサマーキャンプに参加した経験を通して，糖尿病は「気持ちが最も大切」なんだと感じました。また，私自身も彼らに「病気なんかに負けるな！」と言っていたせいか，自分の仕事がなかなかうまくいかない時期でも，「くよくよせず前に進もう！」と気持ちを切り替えることができました。

現在，福岡のサマーキャンプ（ヤングホークスサマーキャンプ）は，学生時に私と同じくキャンプに参加していた私の実兄（岡田朗：糖尿病専門医）が，仲村先生から後を引き継ぎ実施しています（**図1**）。

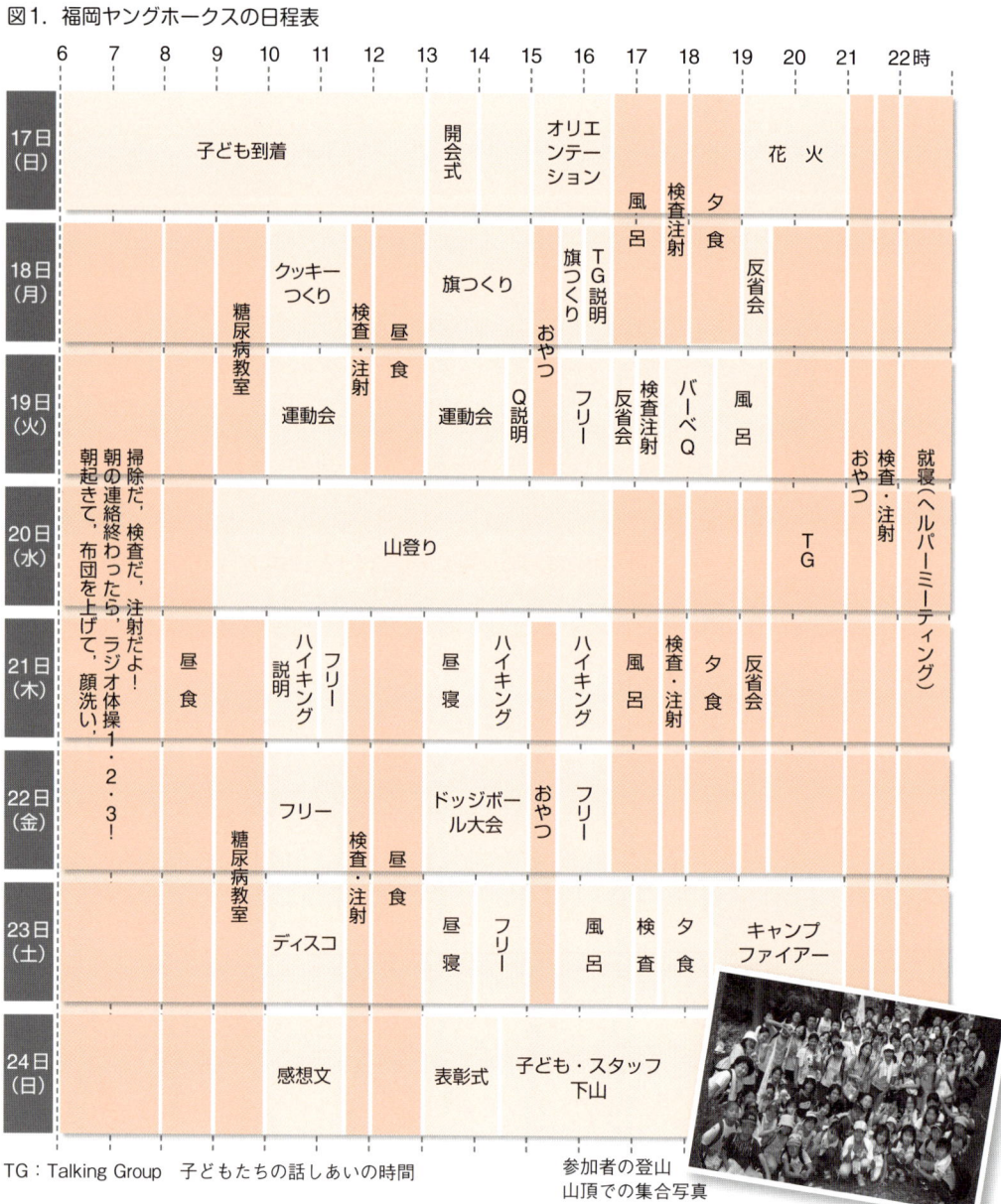

図1．福岡ヤングホークスの日程表

TG：Talking Group　子どもたちの話しあいの時間

参加者の登山
山頂での集合写真

Column

小児糖尿病サマーキャンプって？

　私は大学生だった1984年から1990年頃まで，福岡で行われている「福岡ヤングホークスサマーキャンプ」に大学生のヘルパーと呼ばれるボランティアスタッフとして参加していました。本文にもありますが，当時は福岡日赤病院の仲村吉弘先生が一人で支えておられ，その後，現在は私の実兄，岡田朗（岡田内科クリニック院長，糖尿病専門クリニック）が引き継いで責任者をしています（以下に「さかえ」誌の，子どものサマーキャンプ体験記を引用します）。

福岡小児糖尿病サマーキャンプ・ヤングホークス代表，（医）岡田内科クリニック院長
岡田　朗

●わが国の小児糖尿病キャンプ50周年

　小児糖尿病キャンプは，インスリン発見の4年後，1925年に米国で始まりました。わが国で最初のキャンプは，1963年に開催された東京つぼみの会キャンプです。ですから，2013年はわが国の小児糖尿病キャンプ50周年になります。その後，全国に広がり，現在おおむね全都道府県で行われ，国内に5,000人ほどいる小児1型糖尿病の子どものうち，2,000人弱が参加しています。

●キャンプの意義

　小児1型糖尿病は，小児10万人で年間1〜2人が発症し，全生涯インスリン自己注射が必要な病気です。国内の有病率は，およそ1万人に1〜2人と少なく，学校内で自分だけ，という子がほとんどです。このため，同級生，先生方にはなじみが薄く，小児1型糖尿病の子どもは周囲の無理解や孤立感に悩むこともあります。また，インスリン注射，低血糖の対処などを自分でできるようになる必要があり，血糖コントロール不良のままだと将来の合併症の心配も出てきます。これらの課題を抱えた子どもたちの援助のため，キャンプは行われています。

　キャンプで同じ病気の子ども同士が出会うことで「ひとりじゃないんだ」と実感でき，仲間がいるという安心感を持てます。また，最新の糖尿病治療を体験的に学べます。さらに，同じ病気の仲間と話すことで治療の苦しみや悩みを解決するきっかけをつかみ，病気に負けない自立心を養えます。成長して社会に出ると病気のことで差別される場合もあり得ますから，キャンプなどを通じ，心の強い大人になってほしいと願っています。

●スタッフのキャンプの意義

　前述のとおり，わが国では小児糖尿病患者がきわめて少ないので，糖尿病専門の医療スタッフでもなじみがない場合があります。キャンプの中で子どもたちがインスリン自己注射を行って生活している姿から，スタッフは，「糖尿病の子どもの人生への援助とは，どういうことが重要になるのか」ということを学べます。

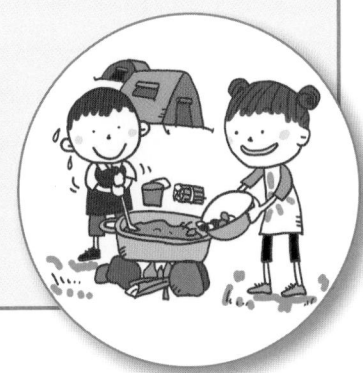

3 一つの薬局での取り組みと成果,『プラクティス』誌

3-1 薬局で自作のパンフレットを配る

　薬局に勤務しはじめて間もなくのことです。こんな患者さんに出会いました……。

　50代の女性の糖尿病患者さんで,目を潤ませながら薬局に入って来られました。午前中最後の患者さんだったようで,昼遅くで待合室には誰もいないときに入って来られました。主治医の先生は,時間がかかりそうな患者さんは,だいたい午前の最後に診察されることが多かったので,この患者さんも先生と長く話したのだろうと察しはつきました。彼女は長い間HbA1c値が高く医師からインスリン注射による治療を勧められたのですが,どうしても嫌だと話してきたとのことでした。このような患者さんはそれほど珍しいわけではなく,各施設に一定数いるものです。忙しい開業医では,医師が患者さんに対して長い時間をかけて指導をする時間はとてもありませんし,病院のように栄養指導を行える栄養士さんがいることはまれだということも影響しているようでした。また,インスリン治療について説明できるスタッフも十分にいないことが,患者さんの血糖値が高いままになっている原因の一つになっていることがうかがえました。そこで,病院やクリニックでの指導が十分に受けられない患者さんに対して,薬局でも貢献できることはあるのではないかと思い,薬局に来る患者さんにはできるだけ声をかけ,話を聞いたり,ときには薬にとどまらない食事や運動についての情報提供を行うようになっていきました。

　薬局で患者さんからよく話を聞いたり,詳しく説明をしたりしていると,投薬の時間が長くなってしまいます。患者さんが多く,とても忙しい薬局に勤務していたので,1人の患者さんに長く時間をかけるのは他の薬剤師に迷惑をかけることになりかねません。そこで,製薬企業のパンフレットをできるだけたくさん集めて,患者さんの質問に合わせてパンフレットを渡すようにしました。しかし,患者さんからの質問には「運動しているのにやせないのよ！」とか「0（ゼロ）キロカロリーって宣伝しているビールは本当に血糖値を上げないのか？」といった,いわば定番の質問も多いのですが,さすがにそれに合わせたパンフレットはありませんでした。

　そこで,自分で作って印刷して置いておき,薬局で配ることもしていました（**図2**）。資料を自作するときには,質問した患者さんの好物（例えばみたらし団子など）や毎回薬局で購入されているアメを表のなかに入れたりして,その患者さん用の資料を作っていました。作っていった資料が次第に増え,その薬局を辞める頃には7種類くらいは作って,患者さんにお渡ししていました。

図2. 当時勤務していた薬局で配っていた自作の配布資料

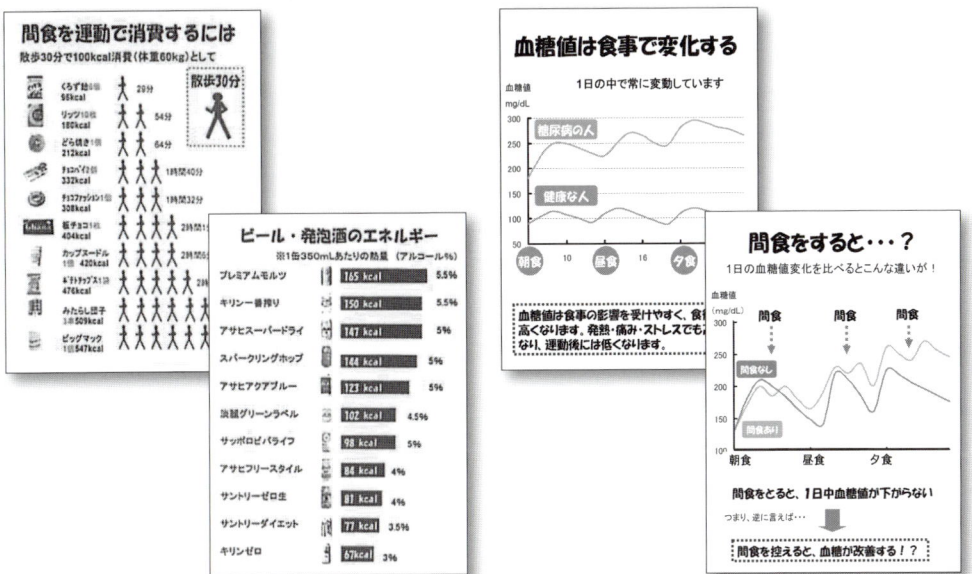

3-2 薬局での経験を論文に～『プラクティス』誌に掲載

　このようにして，薬局でもできるだけ話を聞き，患者さんと少しずつ関係ができてくると，そのなかに顕著に血糖値が改善してくる患者さんがいることに気づきました。一概にはいえないのですが，成功事例の多くは，私が何か指導したというよりも，むしろ患者さんと話すうちに患者さん自身が何か試してみようという気持ちになり，実際に試してみた方はうまくいった，というケースが多くを占めていました。

　そこで，本当に自分と患者さんとのかかわりが患者さんの行動に影響を与えているのかを，確かめてみたいと思うようになりました。薬局を訪れる患者さんのほとんど全員にHbA1cを尋ねてデータベースを作るということを，薬局にいた3年間継続して行い，HbA1cの変化を追跡してみることにしました。私が薬局に来たばかりの頃と比較すると，2年間の間にHbA1cが8％（JDS値）を超えている人は，どうやら減っていそうだということがわかりました。また，よく相談する患者さんの平均HbA1c値は2年間で明らかに改善していることもわかりました（図3）。

　この薬局での2年間の追跡調査を，論文にして報告することにしました。幸い『プラクティス』（日本糖尿病協会誌）に，薬局で糖尿病患者さんを支援するというのはあまり報告がないということで評価され，すぐに掲載されました。

　もし，薬局でも糖尿病患者さんの食事や運動といったライフスタイル全般についての質問に答え，療養行動を継続できるような支援を全国の薬局薬剤師が行ったなら，専門では

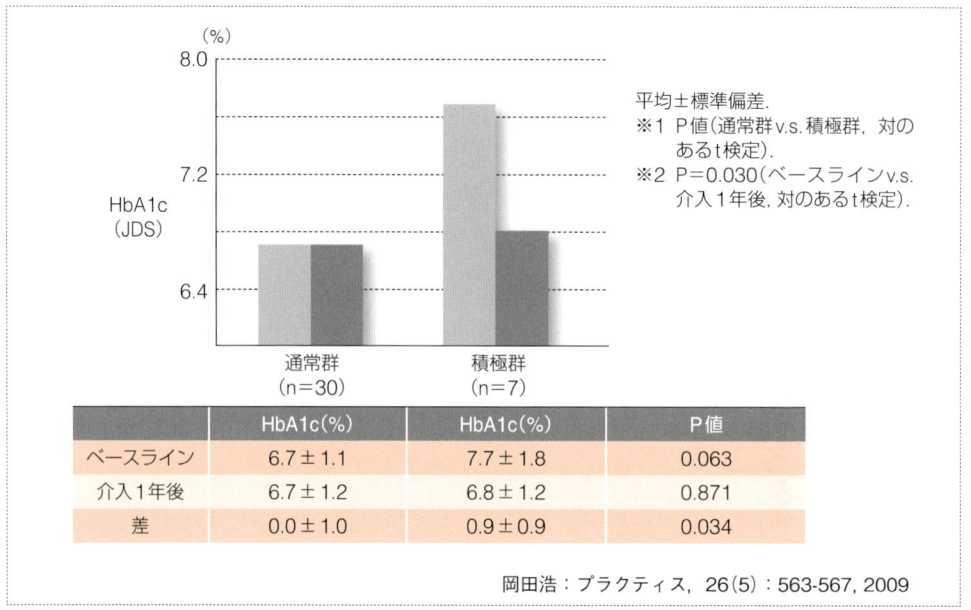

図3. 薬局で支援した糖尿病患者のHbA1c値の変化

岡田浩：プラクティス，26(5)：563-567, 2009

ない開業医にかかっていて血糖値が高いままになっている糖尿病患者さんでも，きっと救われる患者さんはたくさんいるはずだと思いました．また，私自身がそうであったのですが，患者さんを日頃から支援することで患者さんから感謝される経験は，何よりも仕事のやりがいにつながっていました．このように薬局薬剤師が糖尿病患者さんを今よりも支援できれば，患者さんが助かるだけでなく薬剤師のやりがいも増すことになり，薬局薬剤師がもっと社会のなかで活躍できるようになるのではないかと考えました．

④ 京都医療センターへ

薬局で患者さんに声をかけてコミュニケーションをとったり，血糖値改善のコツを伝えたりすることで糖尿病患者さんの血糖値を改善することがあるということは，自分の経験から間違いないと思っていました．しかし当時，国内では薬局での糖尿病患者支援の効果について，少数例での報告はありましたが，ランダム化比較試験などは行われていませんでした．薬局の可能性を薬剤師だけでなく社会全体に知ってもらうためにも，研究によるエビデンスを作る必要性を感じました．そのためには，「3た論法」（やった，調べた，よくなった）といったかたちではなく，きちんとした研究デザインで研究しなければなりません．ところが，薬局での介入研究を行った実績のある研究室はほとんどないことも，調べてみるとわかりました．特に，患者さんとのコミュニケーションが患者アウトカムに与

える影響について検証するといったような研究を行う研究室はあまりなく，さらに薬局薬剤師のトレーニングプログラムを作って介入研究を行う薬学部の研究室は，残念ながら見つかりませんでした。

　兄に相談してみると，「京都医療センターの坂根直樹先生のところに行くのが一番いいだろう」と勧められました。坂根先生は糖尿病発症予防の介入研究「JDPP（日本糖尿病予防プログラム）」研究や，国の大規模臨床研究「J-DOIT1（2型糖尿病発症予防のための介入試験）」といった介入研究を次々に行っておられました。そして，糖尿病に関わる医療スタッフを対象として「楽しくてためになる」をモットーとする講演を全国で行っておられました。例えば「HbA1cを体温計で例える」説明方法や「糖尿病合併症は"しめじ"と覚える」など，柔軟な発想で糖尿病患者教育を行う先駆者でした。

　その後，この坂根直樹先生を兄に頼んで紹介してもらい，研究員（予防医学研究室研究員）にしていただけることになり，福岡市の薬局を辞め京都へ移り住むことになりました。

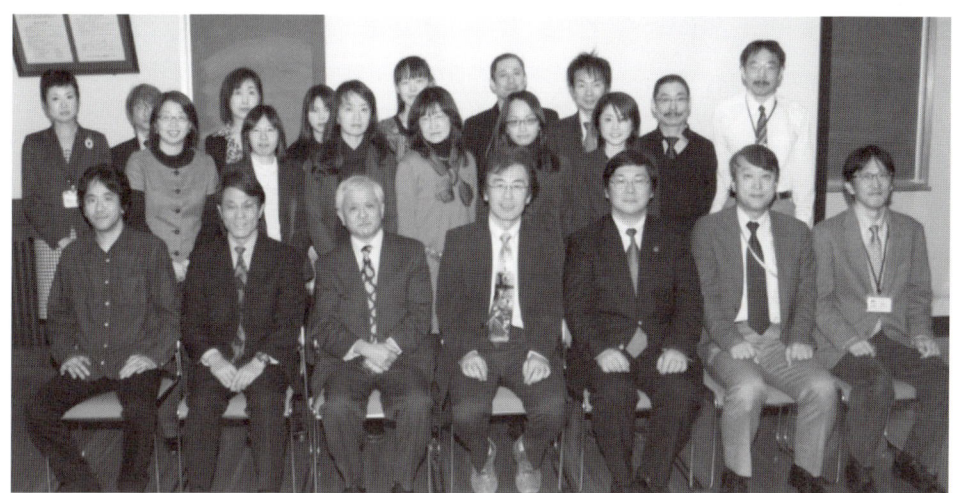

2008年12月京都医療センター臨床研究センター予防医学研究室の研究発表会。研究員となった最初の年。前列中央が室長の坂根直樹先生

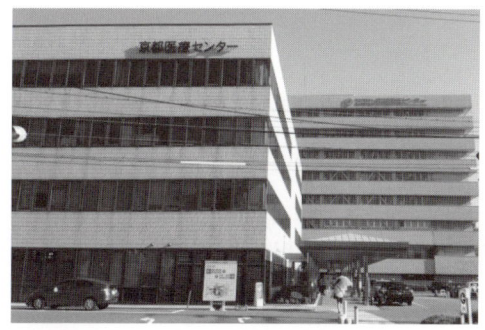

京都医療センター正面。研究室のある臨床研究センターはこの裏側にある

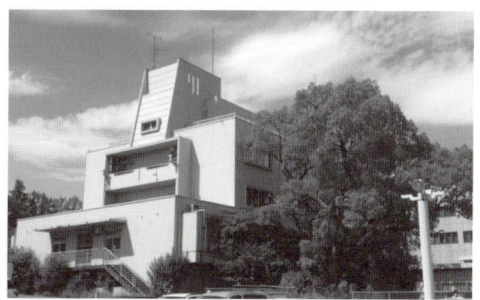

京都医療センター裏にある臨床研究センター。小さな研究所だが，糖尿病や肥満などさまざまな研究が行われている。

Column

CSII(インスリンポンプ療法)って知っていますか?

　CSII(インスリンポンプ療法)というのはContinuous Subcutaneous Insulin Infusionの略で,持続皮下インスリン注入療法ともいわれます。携帯型インスリン注入ポンプを用いて,インスリンを皮下に持続的に注入する治療法です。1型糖尿病の患者さんはインスリンが自分の膵臓から出ないので,持効型インスリン(ランタスなど)を1日1回,超速効型インスリン(ラピッドなど)を食事のたびに注射するか,このポンプでゆっくりと皮下に注入することになります。2012年の診療報酬改定で点数が引き上げられたこともあり,現在日本でも急速に普及しています。

　現在主流のポンプは,コンピューターが内蔵されたスマートポンプ(賢いポンプ)といわれるもので,日本で現在一番使われているメドトロニック社の「パラダイム」という機種もその仲間です。このスマートポンプには,さまざまな便利な機能がついています。例えば自分が食べた炭水化物の量から,どのくらいインスリンが必要となるのかを計算してくれる機能や,血糖値の上がり方に応じてインスリンの注入スピードパターンを変えられます。また,明け方に血糖値が急に上がる「暁現象」*注がある人は,持効型インスリンではその上昇を抑えることが難しいのですが,CSIIなら血糖値が上がってくる時間帯にインスリンを自動的に注入するように設定できます。

　このように,1型糖尿病の患者さんにとって,とても便利な機能を持つスマートポンプなのですが,実際にその機能を使うためには,患者さん一人ひとりに合わせて設定を調整する必要があります。この調整は,利用者が少なかった頃はポンプに詳しい限られた医師が行っていたのですが,数が増えてくると医師だけでは対応が難しくなってきました。

　2011年より京都医療センターではCSII外来を設け,糖尿病専門医4名の下で管理栄養士と薬剤師の私が組んで,外来を行っています(現在は,岡田が辞めたため,管理栄養士のみ)。2013年からは,福岡の糖尿病専門クリニックでも月に1回,CSII外来のため京都から福岡へ通っています。

　このインスリンポンプの調整に薬剤師が関わることは,現在はそれほど多くありませんが,薬剤師はインスリンの効果時間などを考えた調整ができる強みをもっています。これからポンプトレーナーとして活躍する薬剤師も増えるのではないでしょうか。

*注:暁現象(Dawn Phenomenon)とは,早朝の時間帯に生じる特異的な血糖値の上昇のこと。名称は,この症状の発現する時間帯が「夜明け(Dawn)」頃であることに由来している

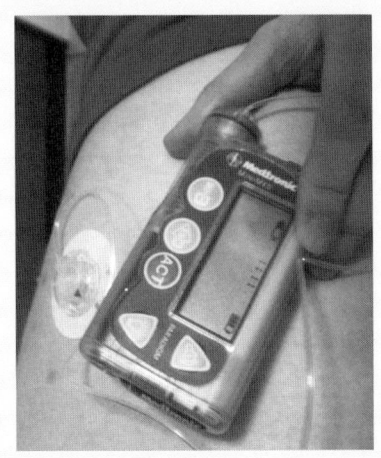

CSIIをつけたところ

Column

CGMSって知っていますか？

　CGMSというのはContinuous Glucose Measurement Systemの略で，細いセンサーを皮下に持続的に刺しておいて，血糖値を一定の間隔で連続的に表示する機器のことです。この機械を使うことで，従来の自己血糖測定ではなかなか測ることが難しい夜間の血糖や，仕事中の血糖値の変動がわかるようになりました。1型糖尿病患者さんによくみられる「暁現象」（前述）が何時から始まり何時に終わるのかが明らかになりますし，明け方に限らず深夜3時頃から血糖値が上がる患者さんもいることなどがわかってきました。

　海外では，この機械とインスリンポンプを連動させて，血糖値が下がりすぎるとインスリンの供給を止めることで夜間低血糖を減らすアルゴリズムの開発や，クローズドループとよばれる血糖測定とポンプを連動させた，いわば人工膵臓の働きをさせるものも開発され，販売間際だといわれています。パッチポンプとよばれる，直接貼りつけるタイプのポンプも海外では使われており，日本にも近い将来入ってきます。糖尿病の治療もこれから大きく変わっていくはずです。

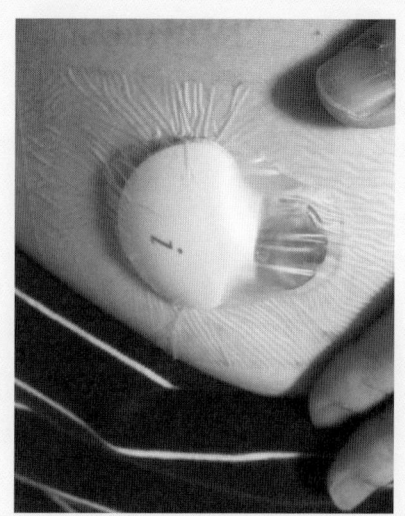

CGMSをつけたところ

CGMS結果の例
24時間7日間の血糖値変動の様子を見ることができる

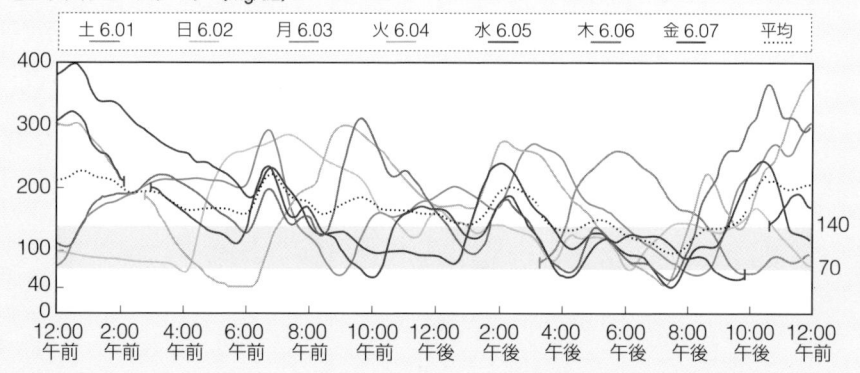

第1章のまとめ

★ 1型糖尿病の子どものサマーキャンプに参加したことで，1型糖尿病の子どもは，精神面の自立の問題がとても大きいことを知った

★ 薬局で，糖尿病患者さんと関係性ができてくると血糖値が改善する人が出てきたが，それを確かめるため，HbA1cを毎回確認して2年間調査してみた

★ ちょっとした声掛けでも，それにより気持ちが前向きになることで，健康的な生活を送れる患者さんもいることがわかった

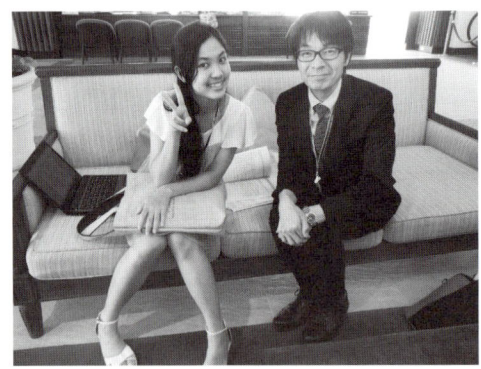

2012年，タイ，プーケットで開催されたISPW（International Social Pharmacy Workshop）に参加したとき知り合った薬学生のMookさんです。この本のために私のイラストを描いてくれました。

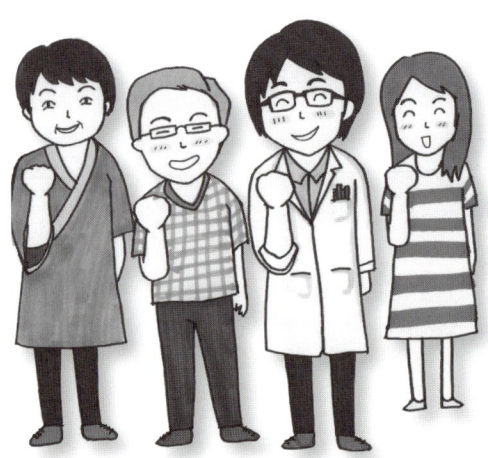

第2章 薬物指導だけの限界と療養支援の成果：COMPASS介入試験

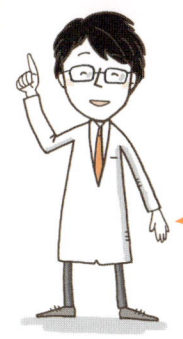

・世界の研究，オーストラリア，米国，カナダ

> **Point**
> - 海外では，患者ケアの提供施設として薬局の利用が進められている
> - 薬局を対象とした介入研究も1990年頃から始まり，疾患管理プログラムの効果が確かめられている
> - 日本では，薬局で糖尿病患者への介入研究や管理プログラムはほとんど行われていなかったので，「COMPASS研究」を実施することにした
> - COMPASS研究は，当初受け入れてもらえる薬局が見つからず，開始から2年ほどしてようやく実施できた

1 薬剤師業務をめぐる国際的な流れ

　WHO（世界保健機構：World Health Organization）とFIP（国際薬剤師薬学連合：International Pharmaceutical Federation）は2006年に共同で「薬剤師業務のさらなる展開～患者中心のケアを目指して～：Developing pharmacy practice ～ A focus on patient care」[1]と題する声明を発表しています。それは「薬剤師は必要なのか？」という少し厳しい問いから始まっています。そして，「薬剤師はカウンターの奥から出て，薬を手渡すだけでなく，患者ケアの提供を通じた社会への貢献を始めるべきである。調剤という単なる作業そのものに未来はない。その作業はインターネット，機器，厳しく訓練された技術補助員らによってとって代わることができ，またいずれはそうなるだろう」と述べています。

　日本も，当然ですがこの大きな国際的な流れの中にあります。高齢化の急速な進行や疾病構造の変化で医師や看護師の不足が問題になっており，チーム医療が推進されています。薬局薬剤師も，在宅業務を行う薬局も増加し，薬剤師も患者さんを支援するチームの一員として働くことが，ここ数年であたりまえになってきています。また，薬学部教育も，基

礎研究主体から臨床へ舵を切り，6年制教育カリキュラムへと変化しました。この世界的な潮流は，今後も変わらず急速に進んでいくと考えられます。

　日本を含め先進各国では，いずれも社会の急速な高齢化の進行と医療の高度化のため，医療費の高騰と医療資源の不足に直面しています。これらの問題の解決策の一つとしても，薬剤師による社会貢献が求められているのです。

② ファーマシューティカルケア

　従来，薬局は医薬品の供給を主な業務にしていました。しかし近年，特に先進諸国では疾病構造の変化や高齢化の進行に伴い，患者さんの包括的なケアに重点を置いたものへと変わってきています。そのような変化に伴い，薬局薬剤師の役割も従来の医薬品の調剤の提供者から，サービスや情報の提供者へ，そして最終的には患者ケアの提供者へと次第に変化してきています[3]。

　このような変化によって生まれてきた新しい概念が「ファーマシューティカルケア」です。これは，薬剤師が医薬品に関する個々の患者ニーズに対し直接責任を負い，薬物治療の成果と患者QOLに対し独自の貢献をするというものです。

　このファーマシューティカルケアを実践するために，WHOは「Seven Star Pharmacist」（7つ星薬剤師）という概念を導入しています。これは2000年に国際薬学連合の「Good Pharmacy Education Practice」（薬学教育業務指針）による方針声明として採択され，薬剤師を「ケア提供者」，「情報伝達者」，「意思決定者」，「教育者」，「生涯学習者」，「リーダー」，「マネージャー」と位置づけています。さらに2006年には，「研究者」という役割が追加されています[1]。実は，私が行っている「3☆ファーマシスト研修」，「5☆ファーマシスト研修」という研修プログラムの名前は，このWHOの「Seven Star

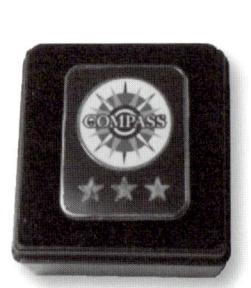 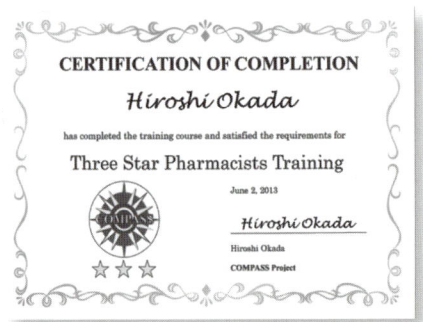

3☆ファーマシスト研修の認定書とバッジ

Pharmacist」(7つ星薬剤師)という理念への共感から,名づけられた研修プログラムです。
　現在,この2つの研修プログラムのうち,「3☆ファーマシスト研修プログラム」(動機づけ面接,薬局内コミュニケーション研修)は東京・大阪・福岡で実施しています。さらに,「5☆ファーマシスト研修プログラム」(研究計画,要旨作成など)は現在オープンでは行っていないのですが,将来的には年1回程度,一般の参加者を募集して実施する予定です。

3 世界の薬局における慢性疾患管理（図1, 2, 3）

　薬局薬剤師の役割は,従来の「医薬品の調剤・提供者」から,「患者ケアの提供者」へと変化し,薬局の果たす機能は拡大してきています。軽疾患についてはOTC薬を用いたセルフメディケーションが推進されていますし,予防接種実施などの疾病予防や血液検査によるスクリーニング,高血圧[4],糖尿病[5],[6]や喘息[7]などの慢性疾患管理プログラム実施まで,さまざまな試みがなされています。世界では,薬局における糖尿病患者さんへの介入研究だけでも20以上実施されています。対照群を置いて実施したRCTも10以上あり,HbA1cは0.5〜2%程度改善することが報告されています。
　ここでは,薬局での糖尿病患者への介入研究として有名な米国とオーストラリアにおける試みのほか,英国とカナダの状況について紹介します。

図1. 世界の地域薬局での糖尿病患者支援研究

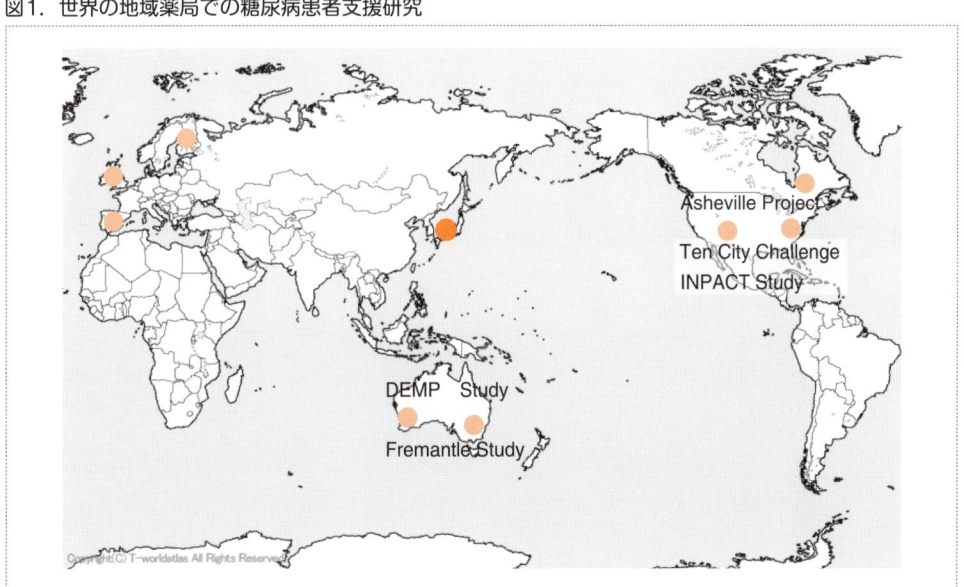

図2. 薬局での糖尿病患者への介入研究：
介入研究が数多く実施され，HbA1cが改善していることが報告されている

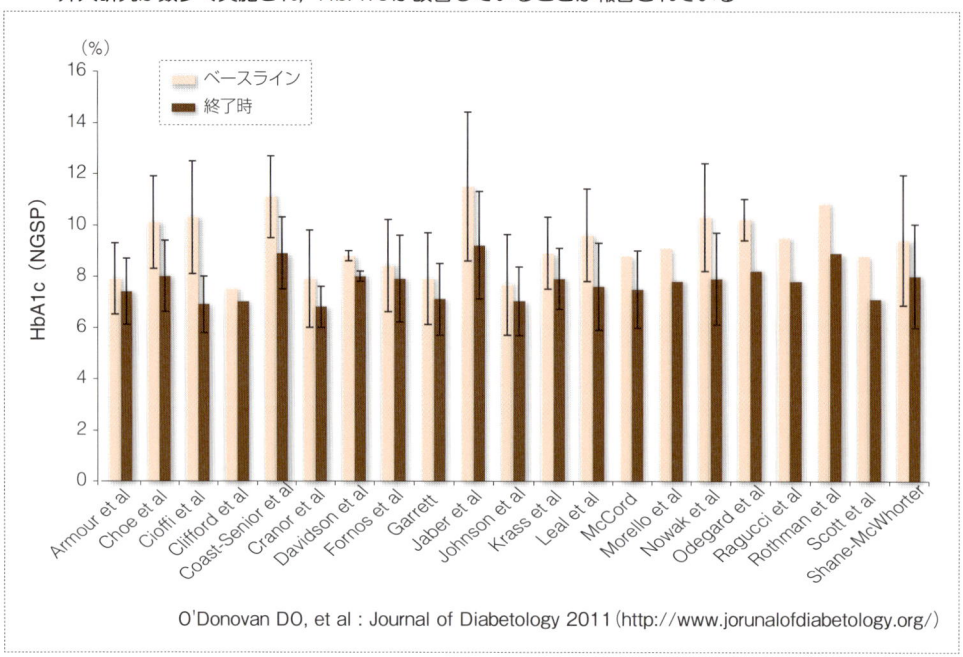

図3. 2群間比較を行った研究：対照群に比べて介入群のHbA1cが改善していることがわかる

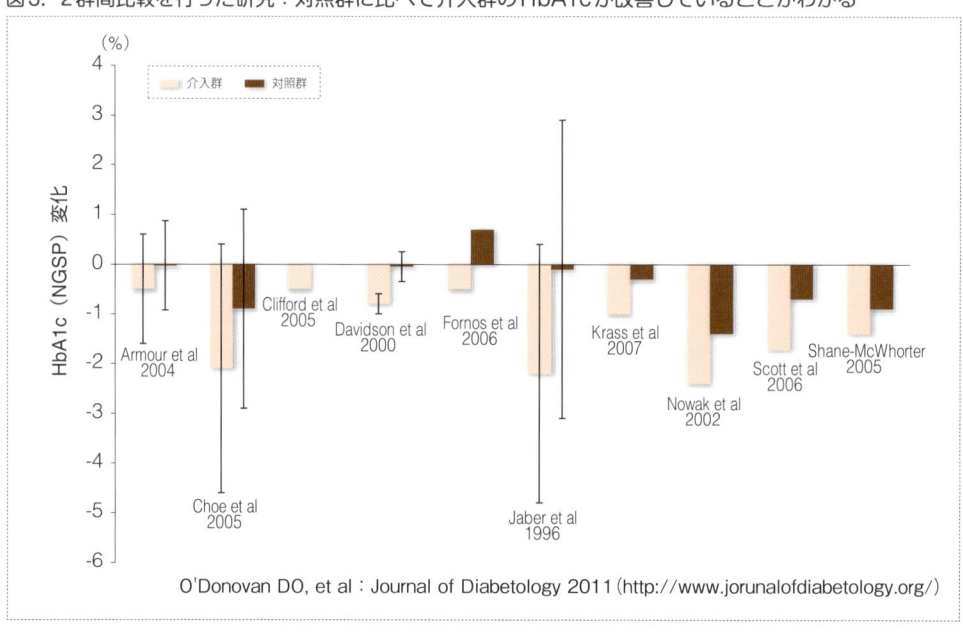

3-1 米国での糖尿病介入研究

米国では，米国薬剤師会などが中心となり，薬局での介入試験を実施しています。ノースカロライナ大学と薬剤師会が共同で実施した「アッシュビル・プロジェクト」では，1997年にスタートし，薬局での糖尿病患者さんへの血糖・血圧測定とカウンセリングで年間医療費が34％（1人あたり24万円程度）減少したと報告されています[8),9)]。さらに，このプログラムを全米10都市へ広げて実施したのが「TCC（Ten City Challenge）研究」で，573名の糖尿病患者さんに対し，薬局でHbA1c測定や食事や運動といった健康的なライフスタイルについてのアドバイスなどを行った結果，HbA1cは0.4％低下し，患者1人あたりの医療費が1,000ドル減少したと試算されています[10)]。現在は，前後比較であったTCC研究から，2群間比較にして研究の精度を高めた「INPACT Study」が進行中です。

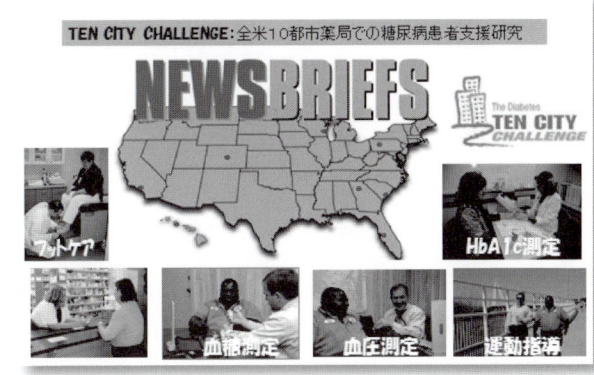

米国で実施されたTen City Challenge研究

3-2 オーストラリアでの介入研究（図4）

オーストラリアでは，大学と薬剤師会が協力して薬局における糖尿病管理プログラムを作成し，その有効性について検証しています。シドニー大学のKrass博士は，56の薬局を各28薬局の2群に分け，2型糖尿病患者さんを介入群178名，対照群159名について薬局での指導の効果を検証し，血糖値改善効果があったことを報告しています[8)]。

さらに同グループは，地域薬局での糖尿病患者さんへの支援プログラム「DMAS」を作成し，オーストラリア全土で，534名の糖尿病患者さんを対象に薬局での介入を実施しています。介入期間は6カ月と12カ月の2グループに分け，介入期間の違いによるプログラム効果について検証し，両群とも血糖コントロールは良好に維持されていたことを報告しています[9)]。

米国とオーストラリアにおけるこれらの研究結果から，薬局で薬剤師が糖尿病患者さんに対し支援を行うことは，糖尿病患者さんのHbA1cを改善すること，さらに長期に薬剤師が関わることで，患者さんが良好な血糖コントロールを維持することに貢献できる可能性を示しています。

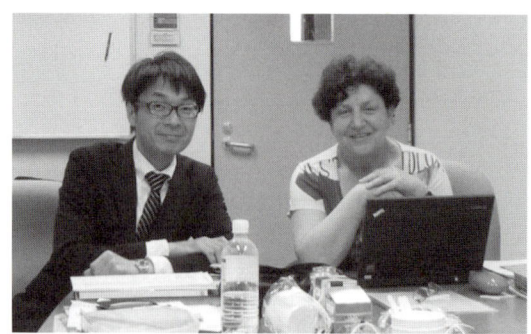

薬局での糖尿病研究の第一人者，シドニー大学のKrass博士。シドニー大学を訪問した際にお会いしました

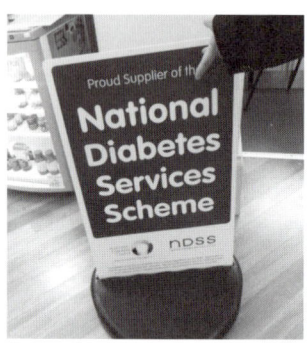

オーストラリアの薬局で見かけた糖尿病患者支援プログラム実施を知らせる看板

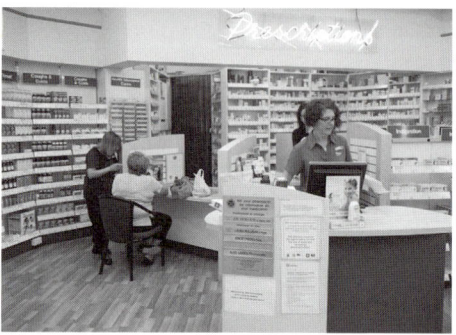

オーストラリアの薬局。カウンターの奥に相談スペースが見える。どこの薬局でもカウンターと座って相談できるスペースの両方が作られている

図4．薬局での糖尿病患者支援（オーストラリア）

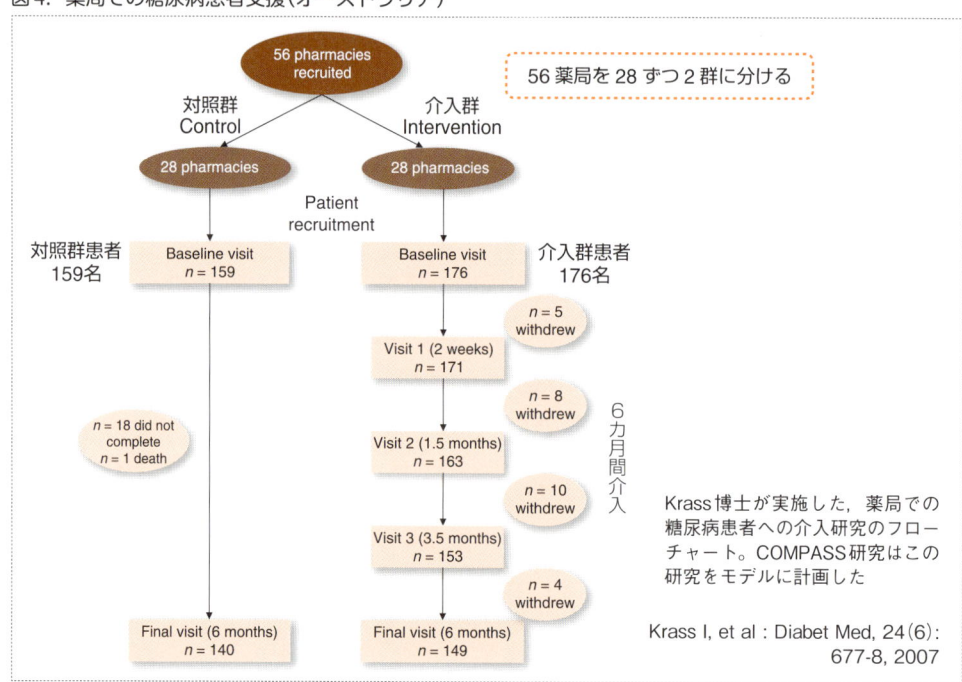

Krass博士が実施した，薬局での糖尿病患者への介入研究のフローチャート。COMPASS研究はこの研究をモデルに計画した

Krass I, et al：Diabet Med, 24(6)：677-8, 2007

これらの研究を行ったKrass先生とは，2012年にシドニー大学を訪れた際にお会いしました。残念なことに，これらの研究は先生のなかではすでに終わった研究のようで，あまり興味は残っていらっしゃらないご様子でした。しかし，その後参加した国際ワークショップなどでは，薬局での糖尿病マネジメントという分野で常に発言を求められており，第一人者であることがよくわかりました。

3-3　英国での薬局の活用

　英国は，サッチャー政権時代に，医療費抑制政策の反動による医療崩壊を経験しています。その後のブレア政権では，医療を立て直すために医療費を増額する一方で，医療資源の有効活用の一つとして薬局の活用も実施しました。現在では，薬局での軽医療プログラムや，禁煙などのヘルスプロモーション活動などが実施されています。薬局薬剤師を支援するような資材も豊富で，ネット上にも禁煙・食事・運動といったさまざまなパンフレットがあり，ダウンロードが可能です（図5）。

3-4　カナダでの糖尿病介入研究

　カナダでは，僻地で医師がいない地区では，薬局薬剤師やナースプラクティショナーがその機能を代替していることもあり，薬局薬剤師のプライマリケアへの関与はたいへん重視されており，大学での臨床研究から実務教育レベルまでとても充実しています。

　例えば，血圧が130/80mmHgを越える糖尿病患者さんを対象にRoss Tsuyuki博士らが実施した介入研究「SCRIP-HTN」では，看護師と共同で薬局薬剤師がパンフレットを使った情報提供やカウンセリングを実施することで，通常の治療を実施した対照群と比較して5.6mmHg改善していたことが報告されています。

図5. イギリスの薬局で実施されているさまざまな患者支援のためのパンフレット

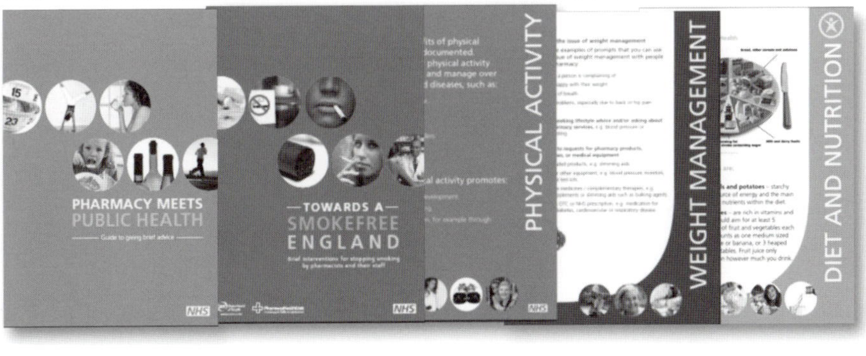

このTsuyuki先生の「SCRIP-HTN」研究の論文は，私が薬局薬剤師として勤めてすぐの頃に，最初に見つけた薬局薬剤師の患者支援の効果を検証した論文でした。2012年に城西国際大学薬学部の山村重雄先生の招きでTsuyuki先生が来日された際，講演で紹介された先生の研究結果「SCRIP-HTN」を示した図に見覚えがあり，それが薬局に勤めていたときに最初に見つけて読んだ論文だとわかりました。とても懐かしく，そしてそのような研究を行った先生に直接お会いできたことに驚きました。その翌年，山村先生に同行させていただいて，アルバータ州立大学を訪れた際に，Tsuyuki先生の研究室を訪問させていただきました。

苦難の道のり，COMPASS準備期

4-1　研究を受け入れてくれる薬局がない！

　さて，再び日本に目を向けて，私が京都に移り住んでからのことです。血糖コントロールが良くない糖尿病患者さんを薬局で支援して，血糖値が改善することを広く知ってもらうためには，きちんとした研究によるデータが必要だと考えました。それは，薬局で糖尿病患者さんの支援の可能性について薬剤師会などで話しても「糖尿病患者さんの指導くらいずっと前から俺だってやっているが，指導してもなかなか血糖値はよくならない……」といった感じで，なかなか信用してもらえなかったからです。

　きちんとした研究デザインでエビデンスを作りたいと思っていたのですが，糖尿病患者さんに対する薬局薬剤師の介入研究である「COMPASS（Community Pharmacists for Diabetes patients Intervention Study in Japan）研究」を受け入れてくれるフィールドはなかなか見つかりませんでした。研究を実施するために最も苦労したのは，研究を実施するための「研究費」の獲得と，この「フィールド（参加薬局）の確保」でした。研究費は，幸運にも政策医療振興財団から助成金をいただくことができたのですが，実施してもらえる薬局は断られることの連続でした。

　ときどき薬剤師会で講演や説明会を行う機会をいただくこともあったのですが，説明後に「研究に参加すると，いくらもらえるのですか？」といった質問を受けたりもしました。これに対しては，「研究なので金銭的なメリットはありません」とお答えするしかありません。それでも「メリットとしては，糖尿病の臨床知識や動機づけ面接の手法が学べますので，長期的には薬局のメリットになると思います」と答えていました。

　海外の先行研究によれば，薬局薬剤師の糖尿病患者さんへの支援でHbA1c値が0.5～1.0%程度は改善するということは明らかでしたので，薬剤師会などでの説明会の際に，

当時発売されたばかりだったDPP-4阻害薬を例に出して「DPP-4阻害薬を服用したときと変わらないほど，薬剤師の支援の効果がある」と紹介していました．それほど，薬剤師の関わりに意味があるというつもりで出した例です．すると会場から，「新薬のDPP-4阻害薬を飲めば血糖値が下がるなら，患者さんに対していろいろいうより，薬を飲むことを勧めたほうがいい」と，驚くようなことを言われたこともありました．

当初，実施を予定していたチェーン薬局に突然断られ，次に紹介していただいた薬剤師会でも，実施直前に審査を受けることになり，プロトコールの変更や主任研究者の変更などを求められたため，迷った末に実施を断念しました．説明会を開いたり審査を受けたりしているうちに，気づくと京都に来て2年半が過ぎていました．

4-2 研究が進まないので，「やりがい」調査票を作る研究を行うことに

研究が進まない2年間，COMPASS研究で使う「薬局薬剤師やりがい調査票」を作るという別の研究を行っていました．このほかにも，研究ではないのですが，演劇と会場とのディスカッションを組み合わせた研修プログラム「糖尿病劇場」（**第3章コラム参照**）を各地で行ったり，伏見区で糖尿病医療連携を進める「スタッフのための糖尿病教室」といった活動も並行して行っていました．

私自身，薬局で糖尿病患者さんを支援し患者さんから感謝される経験が仕事の「やりがい」につながっていたことから，薬局薬剤師がCOMPASS研究に参加したことで薬局での仕事に対し「やりがい」が向上するのではないかと思っていました．先行研究を調べてみると，薬局薬剤師の「仕事への満足度」を調べた研究はありましたが，給与や休暇といった待遇面での満足ではない，仕事への「やりがい」を測定するような質問指標は見つからず，世界的にもあまり行われていないことがわかりました．

そこで，調査票を最初から作り，信頼性と妥当性の検証まで行いました．実際，COMPASS研究では，この質問指標を使って，薬剤師の「やりがい」の変化を調査しています．

⑤ COMPASS試験の実施，結果発表

5-1 思わぬことで開始できることに

研究実施についてまったくいき詰まっていたとき，学会のポスター会場で初めてお会いした大学の先生から，チェーン薬局大手の日本調剤株式会社を紹介していただけることになりました．翌月には日本調剤の方が研究室を訪問され，3カ月後から開始することが決

まりました。2年間も止まっていた研究が、あまりに急に動き出したことに驚かされました。

　こうしてようやく開始したのが2011年3月だったのですが、その直後に東北で大震災が起こりました。その影響で、関東地区にある薬局では計画停電や震災の被害で研究どころではなくなるという事態も起こりました。関東地区の薬局は主に対照群に割りつけられていたため、COMPASS研究の対照群の人数は半分程度しか集まらないという結果になってしまいました。COMPASS研究は、何しろ日本初の薬局での介入研究なのですから、そう簡単にすんなりとは進めさせてはくれないようでした。

　その後、同じく大手チェーン薬局のクオール株式会社の薬局にも参加していただけることになり、ようやく事前のプロトコールに近いかたちで実施できる体制になりました。

5-2 介入研究は人手が必要

　震災以外にも、急に決まったことで困ったことがもう一つありました。それは、研究に参加してくれる90もの薬局分の資料準備や、参加してくれた100人を越える糖尿病患者さんへのアンケートの郵送や回収後のデータ入力などで、宛先を書いたり切手を貼るだけでも一人では1日仕事になってしまうことでした。回収された100人分のアンケートもデータベースにしなければならないのですが、とてもそんな時間を作ることはできません。送付物の印刷や郵便の手配は、朝から夜中まで一人で行って3日間もかかってしまいました。そこで、研究の開始時には、研究室の同僚やたまたま訪問したお客さんまで、手伝ってもらえる方には皆さんに、切手を貼ってもらったりして手伝っていただきました。

　研究室を訪問したお客さんのなかにこのような惨状を見かねた人がいて、大阪薬科大学の恩田光子先生が、研究補助として月に数回、学生を研究室に派遣してくれるようになり、ようやくCOMPASS研究も軌道に乗せることができました。毎月、薬学生の皆さんが大阪から京都医療センターまで来てくれ、アンケートのデータ入力や、ニューズレターの発送などをしてくれ、これでようやく私が徹夜で切手を貼ったりするようなことから解放されました。

　COMPASS研究を経験して、多くのことを学びました。その一つとして、介入研究は時間・資金・人手が多くかかることもあり、周囲の人々の協力なしにはとうてい実施できないということでした。研究室の上司、同僚の研究員、秘書の方はもちろんですが、多くの知り合いの先生方にご助言をいただき、ときには実際の作業まで手伝っていただきました。研究実施を通じて、多くの方々のありがたさを痛感させられました。

5-3 思わぬ受賞

　COMPASS研究開始から1年半が経過し，データも揃ったので学会で発表することにしました。薬局で患者さんを支援することの可能性について，少しでも多くの薬剤師さんに知ってもらいたいということもあり，国内の学会ではなく国際学会で発表することにしました。ちょうどFIPが100周年記念大会で本部のあるアムステルダムで開催されるということで，この学会に出すことにしました。

　薬局についてのポスター発表は170ほどもあり，ポスター会場は学会会場1階の広いスペースが使われていました。ポスター発表は，発表時間として決められた3時間，自分のポスターの前に立ち，見に来た人から質問を受け，説明するという形式です。そのため，当日会場では各国の薬剤師さんから，「薬局でどのくらいの時間をかけて患者支援を行ったのか」とか，「研究費用はどうしたのか」というような質問を受けました。また，ドイツの大学院生からは，「ドイツでも同じような研究をしてみたい」と言われたりもしました。

　発表時間の途中に，年齢も背格好も異なる男女4名が私のポスターを熱心に見ていました。「よかったら，概要を説明しましょうか」と，話しかけてもほとんど誰もしゃべりません。中央に立っている，背が高く若い女性がほかの3名にポスターを指さしながら，小声で話しています。どうも様子が変だなと思っていたら，「Poster Award Nomination（ポスター賞受賞候補）」という紙を，ポスターの上に貼ってくれました（**写真左**）。どうやらこの4人はポスター賞の審査員だったようで，中央に立っていた若い女性が私の

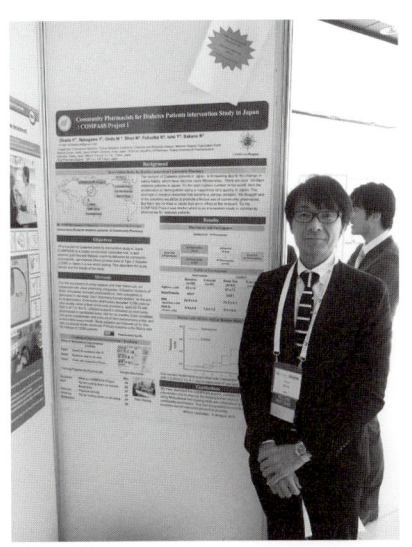

Poster Award Nominationという紙（写真上方）を，審査委員の先生が貼ってくれた直後

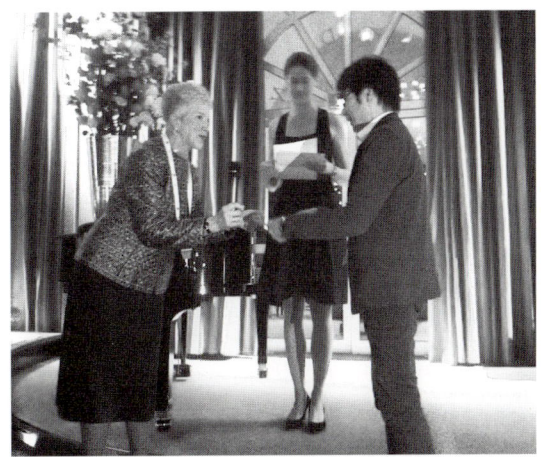

FIPのCommunity Pharmacy部門のディナーパーティーで，突然名前を呼ばれ表彰されました

COMPASS研究を推薦してくれたようでした。立ち去りながら4人は，隠し持った点数表にこっそり点数を記入していました。

ポスターを離れる際，この背の高い女性が「今夜開かれる各国の交流ディナーパーティーには必ず出席するように」とまじめな顔で言った後，にっこり笑って立ち去りました。

ディナーパーティーは，学会場とはちょっと離れた，アムステルダムの中心地にある高級ホテルで開催されました。ディナーが始まり食事に集中していると，いきなり「Hiroshi Okada Japan！」と呼ばれました。一瞬何が起こったのかわからなかったのですが，どうやら何か賞をもらえるのだということがわかり，とりあえず前方の舞台まで出ました。舞台に来てみると，昼間に「パーティーに出席するように」と言った背の高い女性が，プレゼンターとして立っています（**写真右**）。昼間笑って立ち去った理由がようやく理解できました。その夜，薬局部門のポスター賞として3名が表彰されました。日本人が受賞したのは10年以上ぶりとのことで，パーティーに参加していた日本人の皆さんがとても喜んでくれました。

ちなみに，このとき発表したポスターの概要は次のとおりです。

COMPASS研究によって，薬局で薬剤師が血糖コントロール不良の2型糖尿病患者さんを支援することで①HbA1cが支援群で0.8％，対照群で0.5％改善していた，②HbA1c値が0.5％改善した場合を支援の成功と定義したとき，薬剤師が支援することで対照群に比べて2.2倍成功率が高まっていました（**図5，表1**）。これらの結果から，日本の薬局においても，薬剤師が糖尿病患者さんを支援することで，血糖コントロールが不良の2型糖尿病患者さんの血糖値が改善する可能性があることが明らかとなりました。

図5. 結果：成功率[HbA1c-0.5%(NGSP)]：Kaplan-Meier

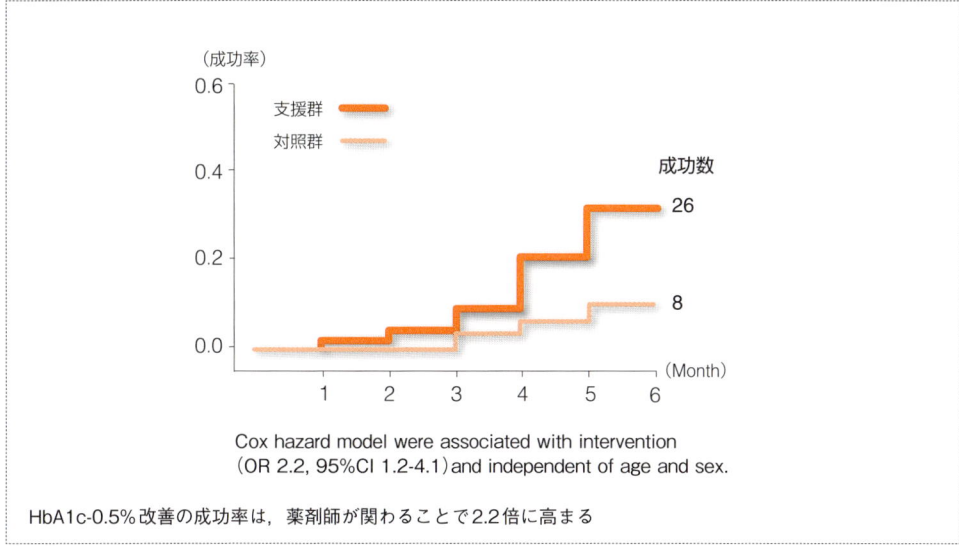

Cox hazard model were associated with intervention (OR 2.2, 95%CI 1.2-4.1) and independent of age and sex.

HbA1c-0.5%改善の成功率は，薬剤師が関わることで2.2倍に高まる

表1. 結果：ベースラインと6カ月後のデータ

	支援群		対照群	
	Baseline (n=93)	6カ月後 (n=47)	Base line (n=45)	6カ月後 (n=23)
年齢 (Ave.±SD)	63±10		61±11	
男性/女性	46/47		24/21	
BMI (kg/m²Ave.±SD)	24.9±4.9		24.5±6.1	
HbA1c(NGSP) (% Ave.±SD)	8.8±0.9	8.0±1.2	8.7±0.6	8.2±1.0
⊿HbA1c		0.8		0.5

HbA1cは介入群で0.8%，対照群で0.5%改善していた

Column

世界の薬剤師教育

2012年3月にオーストラリア（シドニー，南オーストラリア大学），2013年3月にカナダ（アルバータ州立大学，サスカチュワン大学）の薬学部を視察する機会を幸運にも得ることができました。

印象的だったのは，どちらの国でも薬学部1年生から臨床現場でのニーズに即した教育が行われていることでした。

例えば，アデレードにある南オーストラリア大学では，薬学部1年生のテキストは薬剤の外箱をコピーしたものでした。日本の添付文書にあたるものが，オーストラリアでは外箱に記載されているため，外箱の表示を読み取るという臨床現場に近い内容が入学直後から実施されていました。また，カナダのアルバータ州立大学では，1年生から卒業まで週1回，現場の薬剤師が患者役となって，薬局での患者指導のロールプレイを行っていました（**写真左上**）。1年生のときにはうまくコミュニケーションできない学生でも，毎週行っていると2年生くらいからは見違えるほど上達するということでした。

実際，見学した2年生は全員とても上手で，いろいろと細かな質問をする患者（薬剤師）に対しても，落ち着いて対処できていました。また，現場の薬剤師が患者役となって，薬物療法についての服薬指導にとどまらず，より幅広い生活習慣に対するアドバイスなどまで行っており，実際の薬局で相談される内容にとても近いものであることがうかがえました。大学で指導を行っている薬剤師に薬剤師が薬学部で指導することについて聞いてみると，自分たちのスキルアップにもつながっているということで，双方にメリットがあることがわかりました。

また，OTC薬やサプリメントについての教育もしっかり行われています。サスカチュワン大学で行われているOTC薬とサプリメントの授業（**写真右上**）では，実際に現物が用意されていました。いくつかの容器が示され，薬局でどう対処するかを考えるというような講義形式でした。また，実際にペアになって患者さんと薬剤師役でロールプレイをやってみるというような講義も多く取り入れられていました（**写真左下**）。

第2章 薬物指導だけの限界と療養支援の成果：COMPASS介入試験

Three-star Pharmacist
★ ★ ★

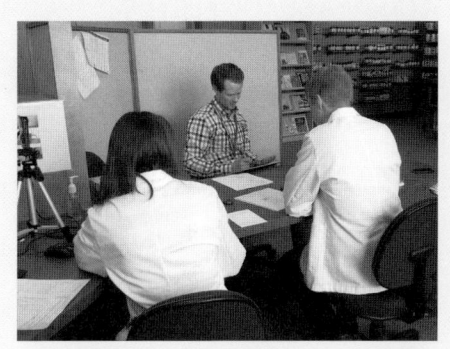

2013年3月に訪れたカナダ，アルバータ大学薬学部での実習風景。大学実習でのロールプレイの場面。左側の学生がオブザーバー（観察者），右側の学生が薬局薬剤師役で，奥の現役薬剤師が患者役を行う。左手に見えるカメラで個人のSDカードに録画し，後で復習用に使う

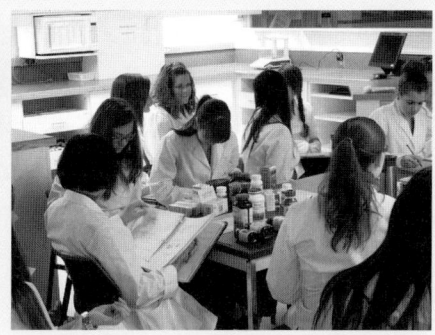

カナダ，サスカチュワン大学でのOTC薬・サプリメントの講義。容器を使って，実際に何を勧めるかや，注意点などを商品を想定して学べるように工夫していた

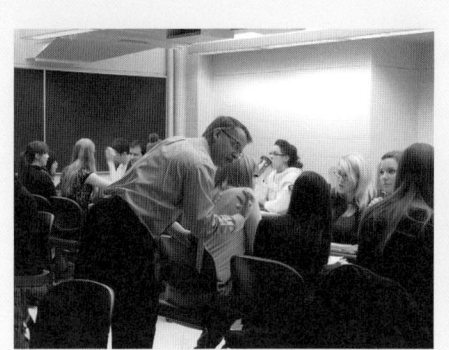

カナダ，サスカチュワン大学Jeff Taylor博士のOTC薬販売の授業風景。薬局での場面を想定したペアワークを行っている。短いロールプレイを繰り返し，ペアも1回ずつローテーションしていく。学生たちが手慣れた様子で楽しんで行っているのが印象的だった

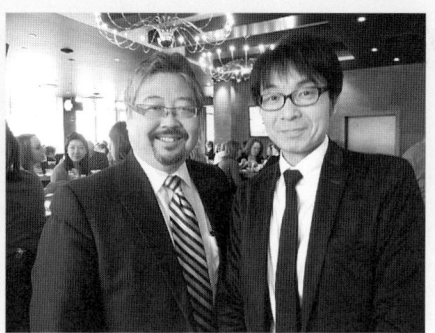

カナダ，アルバータ大学で薬局での介入研究を行っているRoss Tsuyuki博士（左）と筆者（右）。私が薬剤師になって間もない頃，最初に読んだ論文の薬局での介入研究「SCRIP-HTN研究」をRoss先生が行ったことはお会いしてからわかりました

第2章のまとめ

★ 先進諸国では，1990年代頃より，薬局でのさまざまな慢性疾患管理の研究を大学と連携して実施している

★ 先進諸国の薬学部教育も，従来よりも臨床に近いコミュニケーションと臨床知識を学ぶカリキュラムになっている

★ 日本では，薬局での糖尿病患者への介入研究COMPASS研究が2011年に始まったが，なかなか理解されず2年間は実施できない時期もあった

★ COMPASS研究は，薬局での薬剤師が3分以内の簡単な関わりであってもHbA1cが改善する可能性について報告している

文献

1) Wiedenmayer K, et al : Developing pharmacy practice A focus on patient care HANDBOOK-2006 EDIOTION（中山健夫，他訳：薬剤師業務のさらなる展開〜患者中心のケアを目指して〜），pp11-44, 2011，メディカルドゥ
2) 鈴木匡：6年制薬学部教育を薬局業務に活かす試み．薬局薬学．3：3-10，2011
3) Andrews E, et al : Increased responsibility, increased prominence. International Pharmacy Journal, 26 : 14-19, 2010
4) Morgado M, et al : Pharmacist interventions to enhance blood pressure control and adherence to antihypertensive therapy. Review and meta-analysis
5) Machado M, et al : Sensitivity of patient outcomes to pharmacist interventions. Part I : systematic review and meta-analysis in diabetes management. Ann Pharmacother, 41（10）: 1569-82, 2007
6) O' Donovan DO. et al : Journal of Diabetology, 2011（http://www.journalofdiabetology.org/）
7) Emmerton LM, et al : Experience of Community pharmacists involved in the delivery of a specialist asthma service in Australia. BMC Health Serv Res, 18（12）: 164, 2012
8) Barry A, et al : The Asheville project : clinical and economic outcomese of a community-based long-term medication therapy management program for hypertension and dyslipidemia. J Am Pharm Assoc., 48 : 23-21, 2008
9) Onda M, et al : Effects of patient-pharmacist communication on the treatment of Asthma. YAKUGAKU ZASSHI 129（4）: 427-433, 2009
10) Carole W, et al : The Asheville project : long-term clinical and economic outcomes of a community pharmacy diabetes care program J Am Pharm Assoc, 43 : 173-84, 2003
11) Toni F, et al : Diabetes Ten City Challenge : final economic and clinical results. J Am Pharm Assoc. 49 : 383-391, 2009
12) Toni F, et al : The diabetes Ten City Challenge : interm clinical and humanistic outcome of a multisite community pharmacy diabetes care program. J Am Pharm Assoc, 48 : 181-190. 2008
13) The Pharmacy diabetes care program : assessment of a community pharmacy diabetes service model in Australia. Diabet Med, 24(6) : 677-8, 2007
14) Krass I, et al : Diabetes medication assistance servie stage 1 : impact and sustainability of glycaemic and lipids control in patients with Type 2 diabetes. Diabet Med, 28 : 987-993, 2011

第 **3** 章

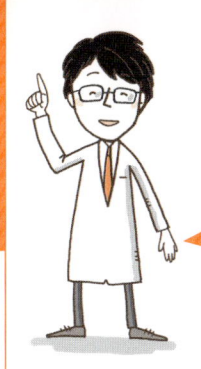

薬剤師の思い込みと患者さんの思い込み

> **Point**
> - 服薬指導から療養支援が必要になっている
> - 患者さんのやる気を高めるアプローチが必要とされている
> - 「重要性」と「自信」を評価することで実行力を高めるアプローチを行う
> - エンパワーメント・アプローチという方法がある

1 薬剤師と患者さんの間にある隔たり

1-1 服薬指導というワナ

　薬剤師は，問題解決型の教育を受けてきています。薬局で患者さんから質問されると，当然ですが，その質問について説明を行います。例えば患者さんから「この薬は何の薬ですか？」と聞かれると「血圧を下げる薬で……」といった感じで説明します。これは，服薬指導といわれています。実は，この「服薬指導」には大きなワナが潜んでいるのです。

1-2 指導だけすることには問題点がある

　糖尿病患者さんの場合，多くの薬剤師は「服薬指導」で患者さんの問題を薬剤師が解決しようとしてしまいます。例えば，「食前の薬を飲み忘れるのであれば，テーブルの上にあらかじめ出しておきましょう」と言ってみたり，ときには「こんなに血糖値が高いと目が見えなくなりますよ」といった指導もするかもしれません。しかし，これらの指導で患者さんの飲み忘れが急に減り，血糖値が改善していますか？

　多くの場合，「指導」されると患者さんはやる気を失います。やる気が失われると，実行しませんから，結局，問題は解決しません。患者さんは「どうして，病院で先生に怒られ，薬局でまた同じことを言われなきゃならないの！」とか，「薬剤師さんのやり方を押しつけないでよ，私にはできないんだから……」と思っているかもしれません。

1-3 患者さんのニーズとの間にギャップがある

　多くの患者さんにとって、薬局は薬を受け取る場所です。院内処方の時代が長かった日本では、院内の薬局では薬を渡すだけであることが一般的でしたから、患者さんはそう考えているのだと思います。ですから、院外の薬局を訪れることがあまりない患者さんに、薬局で薬剤師から薬を受け取ることのメリットを薬剤師から伝える必要があるのです。

　慢性疾患の患者さんは、薬を飲み続け、療養を継続しなければなりません。そのような患者さんに対し、毎回同じような薬の説明を繰り返し、「忘れずに飲んでください」と言うことにどれだけ意味があるのでしょうか。患者さんが求めていることは、薬の説明だけではなく、食事や運動についての具体的なアドバイスかもしれない。また、ときには「毎日食事や運動を継続するのはたいへんじゃないですか？」とか、「忘れずに服用できるなんてすごいですね」といったねぎらいの言葉を求めているのではないでしょうか？　こういった、薬剤師のやりたい「服薬指導」と、患者さんのニーズとの間にギャップがある場合、患者さんから「薬の説明はいいから、早く渡して！」と言われてしまいます。

② 指導から支援へ①〜動機づけ面接とは？

2-1 やる気を高めるアプローチ

　糖尿病の患者さんに「目が見えなくなりますよ」とか「透析になったらたいへんですよ」と合併症の怖さを伝える指導を行い、正しい知識が増えれば行動が変わると長く信じられてきました。しかし、20年ほど前から、このような患者教育（患者指導）では多くの患者さんの行動が変わらないことが次第に明らかとなり、心理学的な手法を取り入れた「変化ステージ理論」、「動機づけ面接」といった手法が臨床の現場で取り入れられはじめました。薬剤師にはまだこのような手法に詳しい人はそれほど多くないかもしれませんが、慢性疾患に関わることの多い薬局薬剤師にとって、これからは必須のスキルになっていくと思います。

　糖尿病患者さんの療養において重要なことは、患者さんの気持ちだと書きました。なぜなら、食事、間食、運動、お酒を減らす……と、すべて自分からやろうという気にならなければ生活習慣は変わらないからです。薬剤師が薬局で指導しても、「やる気」を奪ってしまう「指導」では人の行動は変わらないのです。では、患者さんの「やる気」を引き出すにはどうしたらいいのでしょうか？

実は，薬局で短時間であっても，薬剤師が患者さんにかける一言で，患者さんの行動が変わることがあります。患者さんへの一言が，その行動の「重要性」や「自信」に影響を与えるためです（**図1**）。

● **重要性**

患者さんが検査値の悪化や合併症についての情報を知ることなどで，行動についての重要性が増加します。例えば，医師からインスリン治療を勧められ，がっかりして薬局を訪れた患者さんが，普段はあまり話をしない薬剤師に相談するといった場合は，患者さんの治療に対する重要性が増加したため相談したのだと考えられます。

● **自信**

一般に糖尿病患者さんは，自己効力感（自分にできるという自信）が低いといわれています。これは，過去になかなか体重が減らせなかったり，食事療法がうまくできなかったりなど，失敗の体験を持つ患者さんが少なくないためだと思われます。自己効力感の低い患者さんは，過去の失敗から，新たな行動を始める前に「どうせやってもうまくいかない……」とか，「いつも続かないから……」と言って，行動に踏み切れないことが少なくありません。

2-2 「自信」を高めるアプローチ

人間は，よい結果が生じるという重要性と，できるという自信があれば，実際に行動を開始するといわれています（自己効力理論）。患者さんの自信を高めるようなアプローチを心がけることで，よりよい生活習慣に変える患者支援が薬局でも可能となります。

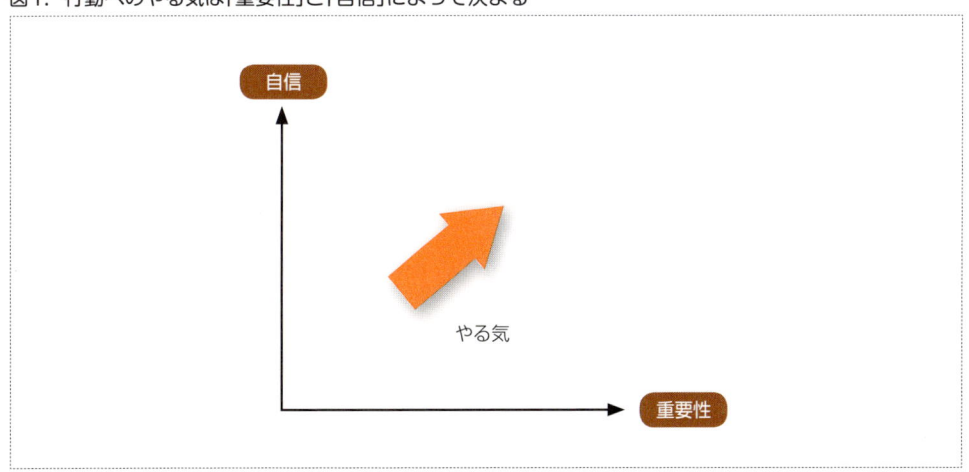

図1．行動へのやる気は「重要性」と「自信」によって決まる

2-3 自信を高める4つの手法（表1）

①過去の成功体験を聞く：「今までで，一番うまくいったのはどんなときでした？」

　患者さんの過去の成功体験を聞くことで患者さんに新しいことへの実行を促す方法です。過去の成功体験を想起してもらうことで，自信を取り戻してもらいます。

　また，患者さん自身が自身の成功体験を語ることは，患者さんの気持ちが前向きになり，新たなことに挑戦する意欲がわいてくることが多いのです。忙しい薬局でも，短時間でかまわないので，患者さんのストーリーに耳を傾けることは，患者さんの価値観や生活環境を知ることにつながり，信頼を獲得する最初の一歩となることも少なくありません。

▼会話例：失敗例

患　者：やってもいつも続かないのよ……。
薬剤師：そんなこといわずがんばらないとだめですよ。目が見えなくなったり，透析になったらたいへんですよ。
患　者：そうですね……（やる気が失われている）。

▼会話例：成功例

患　者：やってもいつも続かないのよ……。
薬剤師：今までで，血糖値が下がったことってありますか？
患　者：5年前糖尿病っていわれたとき，10％だったHbA1cがすぐに7％に下がったのよ。
薬剤師：すごいじゃないですか！　何をしたんですか？
患　者：それはね……（うれしそうに話しはじめる）。

表1．社会認知理論（自信と重要性が行動変容を促進する）に基づく動機づけ面接でのアプローチ法

自信を高めるアプローチ法	重要性を高めるアプローチ法
① 過去の成功体験を聞く （患者さんの状況を聞く）	① メリット・デメリットを聞く
② 代理的経験 （患者さんの状況を聞く）	② 必要性や危機感が高まるような情報提供 これらは，時間がかかります。 しかし，以下のときは重要性が高まっているので，動機づけ面接が効果的です ・検査値の結果が悪化したとき ・薬が増えたとき ・医師や看護師さんから怒られたとき ・インスリンにすると言われたとき
③ 言語的説得 （患者支援の3ステップ p.53）	
④ 生理的情動的状態 （情報提供の3ステップ p.60）	

患者さんの成功体験を聞いたときには，必ず薬歴に記載しておくことで，次回以降につながっていきます．次回の投薬時には，できるだけその話からつなげていくことで，患者さんは自然に前向きな気持ちになっていきます．

②代理的経験 ：「……を上手に利用している人もいますよ」

　直接薬剤師がアドバイスをすると，患者さんは無理やり押しつけられているという感情を抱きやすいものです．しかし，同じ糖尿病患者さんで成功している例を伝えるのであれば，反感を感じずにやる気を高めることができます．

▼会話例：失敗例

患　者：やってもどうせうまくいかないのよ……．
薬剤師：間食はやめないとだめですよ．どうしても食べたいときは，0キロカロリーのゼリーを食べたらいいです．
患　者：ゼリーはあまり好きじゃないんです（気が進まない様子）．
薬剤師：それじゃ，コーヒーをブラックで飲むとか，空腹を紛らわすように工夫したらいいです．それに家にいるとどうしても間食しやすいので，できるだけ外出するといいです．
患　者：そうですか……．
薬剤師：それに運動も大事ですよ．テレビを1日見ていないで，テレビを見ている間は見ながら運動したらいいですよね．
患　者：ええ，まあ……（そんなことは無理だと思って，やる気を失っている）．

▼会話例：成功例

患　者：やってもどうせうまくいかないのよ……．
薬剤師：ここの患者さんで，0キロカロリーのゼリーを使って間食を減らしたら，HbA1cが1％下がった人がいますよ．
患　者：へぇ～そうなの？　0キロカロリーのゼリーっておいしいの？　ゼリーはあまり好きじゃないんだけど……，血糖値がゼリーでよくなるなら試してみようかしら……（興味津々なようすで）．
薬剤師：実は血糖値が下がったのは……．

　代理的経験の手法を使うためには，できるだけ普段から血糖コントロール良好な患者さんから成功体験例を集めておくことが有効です．一般に血糖コントロールが良好な患者さ

んは，薬局で話す必要性を感じていないので，薬剤師は「コントロールもよく，話すことがない」ということが多いと思います。しかし，患者さんに良好に血糖が維持できているコツを聞くことで情報収集になりますし，良好な血糖値を維持できている患者さんにとっても，日常生活の振り返りとなり，良好な「患者－薬剤師」関係を築く一助になります。また，日頃から書籍やWebなどで，臨床研究の結果などを仕入れておくことも有効です。

③言語的説得 ：「Aさんなら，きっとできますよ！」

自信が持てない様子の患者さんに，「あなたならできますよ」と声をかけておく方法です。応援していることを伝えることで，実行に向けて患者さんの背中を押す効果があります。注意しなければならないのは，いつもこの手法で，「がんばれ！」と言うだけでは患者さんは慣れてしまう可能性があります。ふだんはあまりそういうことをいわない薬剤師だと，意外性もあり効果が高まります。

▼会話例

患　者：やっても続かないと思うのよ……。
薬剤師：そうですか？　私は○○さんだと，うまくいく気がするんですけど……。
患　者：そう？……，実はあまり自信ないんだけど……。
薬剤師：そんなことないですよ！　きっとできますよ，応援しています！
患　者：そうかしら……（ちょっとやってみる気になっている）。

④生理的・情動的状態 ：「お腹がすいたっていうのは，脂肪が燃えているときなんですよ！」

生理的な状態や情動的な状態について説明することにより，患者さんの実行への自信を高める手法です。このような患者さんがやる気を出しやすい情報についての「引き出し」を日頃から増やす努力をしておくことも重要です。

▼会話例

患　者：間食を減らすのは，どうしても夕方にお腹がすくから，難しいと思うわ……。
薬剤師：空腹感は脂肪が燃えはじめたサインらしいですよ。実は，体重が減りはじめる数日が一番空腹を感じるそうですが，だいたい1週間すると慣れるそうです。
患　者：そうなのね……，脂肪が燃えていると思ったら我慢できるかも（やる気が出ている）。

この手法で気をつけなければならないのは，押しつけにならないことと情報量のコント

ロールです。患者さんが，押しつけられていると感じたら，やる気が失われてしまいます。また，説明しすぎて薬剤師がずっと話し続けている例を見かけることがありますが，情報提供は最小限度にして，患者さんが必要としていることに絞って話すことが重要です。

2-4 最後にそっと背中を押す言葉で締めくくる

患者さんに自信を高めるようなアプローチをした後，最後に締めくくりとしてかける言葉は「お大事に」だけではないほうがいいです。せっかく高まったやる気をしぼませないために，締めくくりとして患者さんには次回につながる言葉をかけておきます。患者さんの話をまとめる意味もあって，「じゃあ，間食を週に1回は減らしてみるんですね」といった確認の言葉の後に「結果を楽しみにしていますね！」といった言葉で締めくくることにしています。こうすることで，患者さんには話したことをもう一度整理し，こちらが期待していることを伝える効果があるからです。人は期待されていると，その期待に応えようとすることが知られています（ピグマリオン効果）。私はこの手法を使い，患者さんの背中をそっと押す気持ちで締めくくることにしています。

③ 指導から支援へ②〜糖尿病エンパワーメントとは？「エンパワーメント・アプローチによる面談技法」

3-1 エンパワーメント・アプローチとは（図2）

糖尿病エンパワーメントとは，「患者さんは本来糖尿病を持ちながら生きる力を持っており，医療者はそれを患者自身が気づくのを助ける」という考え方です。強制や脅しだけでは，なかなか人の行動は変わりません。そこで，強制ではなく患者さんの問題解決の能力を引き出すことで患者さんが抱える問題を解決していくというのが，エンパワーメント・アプローチです。提唱者の一人であるボブ・アンダーソン博士は，動機づけ面接などのスキルとは異なり，糖尿病エンパワーメントは概念であるといっています[1]。例えるなら，叱責や脅しが「北風」だとするならば，エンパワーメント・アプローチは，患者さん自身の内面に働きかけることから「太陽」ともいえるかもしれません。

3-2 なぜ，エンパワーメント・アプローチが必要なのか

1. 変化を支援する

患者さんの療養行動の時間のうち，98％は患者さん自身によるもので，医療者がかかわるのは月に1回程度，1時間にもならないといわれています。つまり，病院を一歩出て

しまえば，食事や運動などすべての行動は患者さんの判断に委ねられており，糖尿病の自己管理の責任は患者さんにあるということになります。エンパワーメント・アプローチでは，医療者は患者さんの療養行動すべてに責任をとることは不可能であるという現実を理解し，医療者の仕事は「患者自身が糖尿病とその自己管理について<u>十分な知識と理解に基づいたうえで自己判断できるようにサポートすること</u>だ」としています。医療者は，患者さんの自己管理の目標達成に向けた糖尿病自己管理のプログラムを患者さんと協力して作り上げることに対して責任を負うと考えます[2]。

2. 患者さんは問題解決する力を持っている

　患者さんは自分のことを自分で決める能力，自分の問題を解決する能力を持っています。しかし，糖尿病患者さんのなかには，長期にわたり血糖値のコントロールがうまくいっていないことで，これらの能力が下がっている人もいます。この原因の一つは，患者さんと医療者の関係にあると考えられます。つまり，医療者は患者さんに対して常に指導する側で，患者さんはそれに従う側という考え方に原因が潜んでいるのです。それは，指導する側（医療者）と指導される側（患者）という関係が長期に継続すると，患者さんはいつの間にか自分の問題を医療者に解決してもらうことに慣れてしまい，次第に自分の問題を自分で解決する力が落ちてしまうのです。

図2．エンパワーメントとは？

「患者さんは本来，病気と共に生きる力を持っている。医療者は患者さん自身がそれに気づくのを助ける」という考え方である。

　いくら患者さんに「薬は忘れずにきちんと飲んでください」と薬剤師が繰り返しいったとしても，患者さんの行動が変わらないと多くの薬剤師が経験している。多くの場合，強制や脅しだけでは人の行動は変わらない。

　強制ではなく，患者さんの問題解決の能力を引き出し，それを使って患者さんの問題を解決していくことが必要である。叱責や脅しが「北風」なら，エンパワーメントは「太陽」といえる。

3. 聞くことでチャンスが生まれる

　薬局での服薬指導では，薬剤師が一方的に話すことが多いかもしれません。しかし支援ということになると，よく聞くことがより重要になります。よく聞くことなしに患者さんを理解することはできないからです。患者さんの話をよく聞くことで，患者さんのもつ問題や考え方を理解でき，支援の糸口が見つかることも少なくありません。何より患者さんは話すことで，次第に意識が前向きに変わっていきます。薬局で薬剤師が毎回時間をかけて患者さんから話を聞くことは難しいかもしれませんが，毎回少しずつでも話を聞くことで，患者さんは療養行動に対して前向きな気持ちに変わっていきます。短い会話であっても，患者さんの話を聞くことで，笑顔になって帰っていくというようなことは，多くの方が経験していると思います。

3-3　エンパワーメントの5つのステップ （表2）

　行動変化の過程を5つのステップに分け，エンパワーメント・アプローチをどのように使うのかについても示しておきます[1]。

1. **問題を特定する**：患者さんに上手な質問をすることで，患者さんのもつ問題を明らかにしていきます。
2. **感情を明らかにする**：患者さん自身が，糖尿病や問題だと思っていることに対してどのように感じているか話してもらいます。患者さんの気持ちを聞くことで，患者さん自身が行動を変える手掛かりになることも少なくありません。

表2．患者さんが進む5つのステップ

患者さんの進むステップ	医療者が聞く場合の質問例
1. 問題を特定する	「HbA1cが高かったことで思い当たることはありますか？」 「糖尿病で一番難しいと感じることはなんですか？」
2. 感情を明らかにする	「今回薬が増えたことについて，どう感じてますか？」 「家族からいわれることについて，どう感じてますか？」
3. 目標を設定する	「始められそうなことはありますか？」 「何かできそうなことはありますか？」
4. 計画を立てる	「いつから始めますか？」 「どれから始めましょうか？」
5. 結果を評価する	「始めてみて，何かわかったことはありますか？」 「やってみてどうでしたか？」

石井均・監訳：糖尿病エンパワーメント第2版，p124，医歯薬出版，2008，を参考に作成

3. **目標を設定する**：患者さんが今後どのような人生を送りたいのか聞いてみます。
4. **計画を立てる**：長期的な目標を立てた後に，その目標を実現するための具体的な方法を決めていきます。
5. **結果を評価する**：患者さんの行動変化について，振り返りを促す質問を行います。

忙しい薬局において，この1〜5までのすべてステップを行うことは難しいと思います。しかし，1の問題を特定するだけで多くの患者さんは，自分で解決策を見つけ，取り組むようになっていきます。また，親しくなった患者さんに対しては，2の感情について尋ねてみたりもしています。患者さんがもらす「糖尿病療養に疲れてしまった……」といった感情も，薬局の薬剤師が受け止めることは十分可能だと思います。

3-4 エンパワーメントの評価法

自分が患者さんをエンパワーメントできているのか，自分の面接に＋2点〜－2点までの点数をつけて評価する方法もあります（**表3**）。この方法を用いることで，普段の自分の面接についての評価ができます。この方法で自分の投薬を振り返ると，患者さんに良かれと思ってずっとやっていたことが，エンパワーメントとはまったく逆に患者さんをパワーダウンさせていたということに気づかされるかもしれません。

1．「感情や目標に注意を向けている」（+2）

患者さんの感情に注意を向けたり，どのようなことを望んでいるかを導き出した場合には＋2点とします。具体的な患者さんへの言葉として，「病気についてどう感じているの

表3．エンパワーメント・アプローチの評価法

点数	項目	具体的な言葉の例
+2	感情や目標に注意を向けている	「これはできそうですか？」 「検査の結果を見て，どのように感じていますか？」
+1	問題を掘り下げている	「困っていることはありませんか？」 「間食をしたくなるのはどんなときですか？」
0	分類不能（情報提供）	
-1	患者さんの代わりに問題を解決する	「一駅前で降りて歩きましょう」 「薬はお箸と一緒に並べておくといいです」
-2	患者さんを批評する	「HbA1cはまだまだ高いですね」 「お正月は食べ過ぎてしまいますね」

石井均・監訳：糖尿病エンパワーメント第2版，p204，医歯薬出版，2008，を参考に作成

か教えてください」や「もし，何かやるならどんなことから始めてみたいですか？」といった患者さん自身の気持ちや目標に対する問いかけができているかどうかを評価します。

　このような一歩踏み込んだ質問を薬局で行う薬剤師は，まだそれほど多くないかもしれません。特に感情に注意を向けた質問ができるようになると，患者さんへの大きな支援になります。

2.「問題を掘り下げている」（+1）

　患者さんとの対話のなかで，あなたが指摘した問題ではなく，患者さん自身が問題として取り上げた点をさらに明確化したり，掘り下げるのを促すことができた場合を+1とします。具体的には「どういった点が，あなたにとって問題ですか？」や「そのことについて，もう少し詳しく教えてください」といった質問ができているかで評価します。

3.「分類不能」（±0）

　専門的な質問に対する情報提供などは，±0点とされています。例えば「この薬の効果時間はどのくらいですか？」といった専門的な問題に対する質問や返答などです。初期の段階においては，情報提供は患者さんの行動変容につながることも多いのですが，それ以降は情報提供だけでは行動変容につながることは少なくなります。

4.「患者さんの代わりに問題を解決する」（−1）

　患者さんと共同で問題の解決策を考えるのではなく，患者さんに代わって医療者が問題を解決することは−1点です。薬剤師が「薬を飲み忘れやすいのでしたら，一包化しておきましょう」と提案したり，「自分のカバンに昼用の薬は常に入れておくといいです」といったアドバイスがそれにあたります。患者さんに対してこうした態度をとることは，患者さんに対し間接的に自分自身では問題を解決できないと伝えることになってしまうからです。

5.「患者さんを批評する」（−2）

　患者さんの考え方や行動について，正しいのか間違っているのかあなたの判断を伝えている場合−2点となります。多くの場合「指導」がこれにあたります。例えば，投薬時の服薬指導で「そのやり方はよくないです，というのは……」といった批判的な説明を行う場合などです。また，薬局でもよくみられる「まだまだHbA1cは高いですね」といった評価や指摘もこれにあたります。注意しなければならないのは，薬局などで患者さんから相談された際に，「大丈夫ですよ，そんなにHbA1cは高くないですよ」とか，「お正月は

ついつい食べ過ぎてしまいますよね」とつい言ってしまうことです。これは，患者さんの不安を取ってしまい行動変容へのパワーを奪うことになるのでこの−2点に該当します。

第3章のまとめ

★ 服薬指導から療養支援が必要になっている

★ 患者さんのやる気を高めるアプローチが必要とされており，「重要性」と「自信」を評価して，実行力を高めるアプローチを行う

★ 患者さん自身の問題解決能力を高めるエンパワーメント・アプローチには5つのステップがあり，問題を特定するだけでも有効である

支援に基づく介入	患者さんの気持ちは…	支援がないと…
①話を聴く	①話を聴いてみようという気になる	①薬をもらうだけでいい，早くしてくれ
②できることを選んでもらう	②やってみようという気になる	②やらない，やりたくない，やる気にならない
③応援する	③続けてみようという気になる 挫折しても，また取り組んでみようという気になる いい結果が出るとますますやる気になる	③続かない，一度の挫折でやめてしまう，元の状態に戻ってしまう

★ 患者さんに寄りそう姿勢が患者さんの心を開く，話してくれる，信頼してくれる，相談してくれる患者さんの行動変容につながり，症状の改善につながる

文 献

1) 石井均：糖尿病エンパワーメント，第2版，2-245, 2008, 医歯薬出版
2) 大橋健：糖尿病エンパワーメント101のコツ，2-143, 2005, 医歯薬出版
3) 岡崎研太郎：糖尿病1000年の知恵，2-100, 2011, 医歯薬出版
4) 岡田浩：薬剤師のための糖尿病療養指導ガイド，222-240, 2012, じほう
5) 岡田浩：糖尿病薬物療法の管理，364-376, 2011, 南山堂
6) 岡田浩：糖尿病劇場とは？肥満と糖尿病，5：733-734, 2011
7) 岡田浩：演劇を取り入れた聴衆参加型研修「糖尿病劇場」による教育効果．Clinical Pharmacist, 4（5）：504-508, 2012

Column

「糖尿病劇場」って知ってます？

「糖尿病劇場」とは，日常の糖尿病診療・療養指導の現場で遭遇する光景を再現した劇と，その後にディスカッションを行うという聴衆参加型のプログラムです．従来の講演などでは学ぶことが難しい，患者さんと医療者とのコミュニケーションの問題について，演劇を見ることで，観客である医療者自身が，自らの日常の患者さんとの関わりを振り返ります．この振り返りを通じて考えたことを，会場とディスカッションをすることで共有していきます．ディスカッションの過程を通じて，患者さんの抱える問題についてどのようにアプローチしていくのか，一緒に考えていくというものです．

「糖尿病劇場」は2009年に日本糖尿病学会年次学術集会（大阪）で2回にわたりシンポジウムとして実施された後，さまざまな学会や地域の研究会などで実施されています．2013年までの5年間で，50回以上実施されています．

「糖尿病劇場」は，4人の糖尿病専門医（朝比奈，大橋，岡崎，山本）と岡田が，各地から依頼を受けて実施しています．岡田が引き受ける場合は，事前に1度シナリオを作るためにワークショップを行います．8〜10名程度が集まり，自分たちの過去の体験を共有し，それをシナリオにするという作業になります．

実は「糖尿病劇場」で一番面白い作業といわれることが多いのは，このシナリオを作る過程です．さまざまな医療者が，自分の体験や考えを語り，共有してシナリオに落とし込んでいく作業は，時間も半日はかかってしまいたいへんですが，「あっという間だった！」と言われることが多く，私自身も学びの多い過程です．

学会などでも行っていますので，近くの会場で「糖尿病劇場」を行っているときには，ぜひ一度見に来てください．

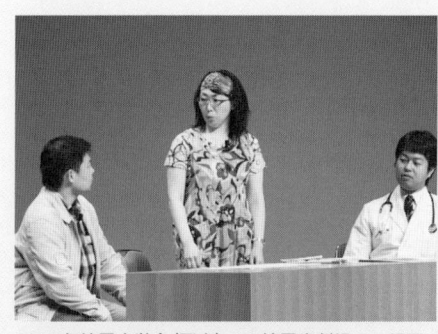

2010年糖尿病学会（岡山）での糖尿病劇場の一場面．写真中央は，主演の渡部一美さん（朝比奈クリニック，管理栄養士）

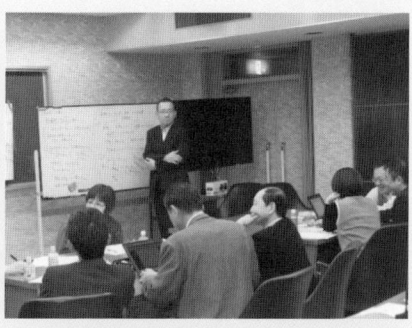

2013年金沢糖尿病劇場のシナリオ作りワークショップの一場面．多くの医療者が集まり，自分たちの体験を共有しそれを基にシナリオにしていく．写真は，ホワイトボードや付箋を使ってアイディアをまとめているところ

Column

「糖尿病劇場」こと始め

「糖尿病劇場」について書きましたが，その開始に私が関わったのは，本当にちょっとした偶然からです。研究室の同僚となった岡崎研太郎先生から，長野県松本市で開催された「糖尿病学の進歩」という学会の後に，糖尿病教育の研究会（実践的糖尿病教育研究会）のオフ会が松本の温泉宿に泊まって行われるので参加しないかと誘われたことからでした。

参加してみて後からわかったのですが，研究会自体は参加者が集まらず中止になり，その代わり3カ月後に大阪で開催される糖尿病学会で行うシンポジウムについての相談を行うことになっていました。

その年の糖尿病学会のシンポジウムでは，従来の講演や症例検討では伝えられない，医療者と患者さんの関係の問題について考えるものにしたいという相談でした。しかし，何をどうするのかまったく決まっていませんでした。現在「糖尿病劇場」を行っている4人の糖尿病専門医（朝比奈崇介・大橋健・岡崎研太郎・山本壽一先生），新潟の八幡和明先生と私の6人が，旅館の畳に車座になって夕食後に集まって相談することになりました。

なかなかいいアイディアが浮かばないなか，岡崎先生が「ミシガン大学に留学しているとき，公衆衛生の大学院生が高校生にデートレイプの問題を伝えるのに演劇を使っていた……」と話し始めました。岡崎先生によれば，シャドウと呼ばれる黒子（くろこ）が本音を語るシーンなどもあり，講演などでは伝えにくい，被害者の女性の気持ちを考えることもできたということでした。このアイディアが出ると，すぐにそれで行こうということが決まり，2009年5月大阪で開催された糖尿病学会で「糖尿病劇場」は実施されました。

「糖尿病劇場」での，「演劇」を使い，「黒子に本音を語らせる」という，現在のスタイルの原型は，実は米国のミシガン大学にあったのです。

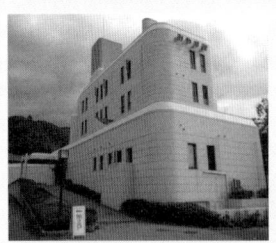

「糖尿病劇場」について最初に相談した，長野県松本市のみやま荘

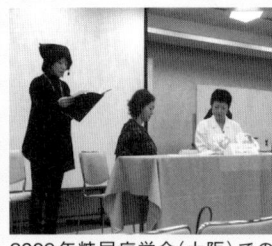

2009年糖尿病学会（大阪）での「糖尿病劇場」の一場面。黒子が患者さんの本音を語るシーン

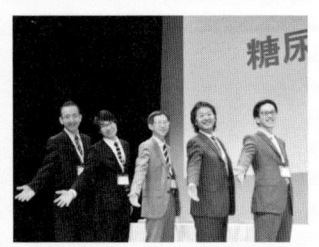

「糖尿病劇場」，2013年糖尿病学会（熊本）でファシリテーターを務めた5名。左から，大橋健先生，筆者，山本壽一先生，朝比奈崇介先生，岡崎研太郎先生

Column

会ってみたい人に偶然出会う①

　薬学部に入った頃,福岡の小児糖尿病のサマーキャンプを引き継ぐために,私の実兄が糖尿病専門クリニックを福岡市内に開業しました。私も兄のクリニックを手伝うために月1～2回,大学のある長崎から福岡の兄のクリニックへ通って仕事をすることになりました。糖尿病専門の診療所なので,院内には糖尿病関係の雑誌や本がたくさんあり,仕事の合間にそれらを読んでいました。

　そのなかで岡崎研太郎先生が書いている,海外からの記事がとても印象的でした。岡崎先生は「糖尿病エンパワーメント」という本を書いたミシガン大学のボブ・アンダーソン博士の下に留学しており,その本の翻訳者の一人でもあることを知りました。その本のなかに"研太郎のストーリー"というページがあることも,その本を読んでみるとわかりました。また,ボブ・アンダーソン博士による「糖尿病エンパワーメント101のコツ」という本もあり,それは当時東京大学にいた大橋健先生が翻訳されていました。

　その本で知った「糖尿病エンパワーメント」という考え方は,福岡のサマーキャンプで「糖尿病は気持ちの部分がとても大きい」と感じていたことにとても近く,国は違っても共通していると感じました。そういうこともあってこの岡崎研太郎という先生には,いつか会ってみたいなとぼんやり思っていました。また,「糖尿病エンパワーメント101のコツ」を翻訳した大橋健先生ってどんな人なんだろうと思っていました。

　数年後福岡の薬局を辞めて,京都医療センターの坂根直樹先生の下で研究をすることになったとき,偶然にも同じ研究室の同僚にこの岡崎研太郎先生もいらっしゃることがわかりました。

　不思議なもので,岡崎先生とは同僚であった4年間に一緒に海外の学会に出張したり,全国で「糖尿病劇場」を行うなど,次第に一緒に活動することが増えていきました。そして,会ってみたいと思っていた大橋健先生も,現在は「糖尿病劇場」の責任者の一人として,一緒に活動させていただいています。出会いの不思議さを感じさせる,自分にとっては大きな事件でした。

　その後,糖尿病エンパワーメントの著者であるボブ・アンダーソン博士とも,先生の下に留学していた岡崎先生のご紹介でお会いすることができました。

左から,大橋健先生,筆者,岡崎研太郎先生。手にしているのは,筆者が作ったちょうど10倍の大きさに作った「10倍フレックスペン」

来日した「糖尿病エンパワーメント」の著者,ボブ・アンダーソン博士(左奥)との食事会

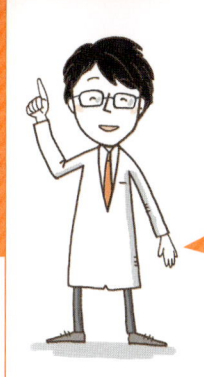

第 4 章 薬局での患者支援スキル

> **Point**
> - 患者支援の3ステップ。患者さんを支援するには「声がけ」→「現状確認」→「前向きの言葉」の順で行う
> - 情報提供の3ステップ。情報提供は，患者さんが必要としている情報を確認して，患者さんがわかりやすい形にして提供する
> - スモールステップ法。行動目標を実行可能で継続できる程度に小さく分けることで，患者さんの自己効力感を高めながら，目標を達成する方法

1 患者支援の3ステップ

声をかけて反応をみる，現状を聞く，前向きの言葉をかける（図1，2）

薬局で患者さんを支援するためには，患者さんに合わせたコミュニケーションが欠かせません。患者さんに合わせ，話を聞くために3つのステップで話を進める方法を紹介します。

1-1 声をかけて反応を見る

患者さんに対して，「今日のお薬は……」といきなり薬の説明から始める方が多いのではないでしょうか。「毎回処方内容が同じだと，話すことがなくて困る」といったことを薬局ではよく耳にします。また，実際に同じ処方内容だと，患者さんから「薬の説明はわかっているからいらない」と言われることもあります。しかし，それは患者さんが，薬局は薬の説明を受けるところ，と受け止めているからだと思います。薬剤師が，患者さんのニーズを探り，対話をすることで患者さんを支援することができます。

①初めの一言は"やんわり"・"ぼんやり"聞く

患者支援を薬局で行う場合，できれば最初にかける一声は「最近どうですか？」とか「今

日どうでした？」というように"やんわり"・"ぼんやり"とオープンクエスチョンで尋ねてみてはどうでしょうか。オープンで聞くにはまだそれほど関係ができていないということであれば，少し限定して「検査の結果，今日はどうでしたか？」といった感じでもいいと思います。オープンクエスチョンで"ぼんやり"と聞くと，そのとき患者さんが一番気になっていることを答えてくれます。つまり一言で，患者さんのニーズを探ることも同時にできるのです。

②親しみを込める

できるだけ親しみを込めて「今日はどうでしたか？」というように声をかけてみましょう。私の場合，患者さんに対して"馴れ馴れしくなり過ぎない"よう，でも"接遇のように形式ばらない"ように，できるだけフラットな関係を築こうと心がけています。あまり丁寧過ぎる関係では，薬剤師というプロの仕事としては問題が多いですし，逆に指導する側・される側というのも違うと感じるからです。例えば，"様"よりもよりフラットと感じる"さん"を使うようにしています。また，できるだけ患者さんの好きなことや関心事を覚えておき，来局時すぐに，それとなくそのことに触れて少し話をすることもあります。

▼会話例

自動ドアから患者さんが入ってくる。

薬剤師：こんにちは，木枝さん！（できるだけ名前をつけて声をかける）
患　者：ああ，君か（笑）。

図1．患者支援の3ステップとは？

①**声をかけて**反応を見る
・話ができるか，話をしたい状態か，確認する

②**現状**を聞いてみる
・困っていること，できていることを聞いてみる

③**前向きの言葉**をかける
・できていること，新しく始めることに対して「次回また教えてくださいね」と言葉をかける

図2. 患者支援の3ステップ・ワークシート

①声をかけて反応を見る
・オープンな質問「どうですか？」
・前回の続きがあるなら「あれからどうなりましたか？」，「結果はいかがですか？」
・反応を見る
　「なんのこと？」→忘れている
　応答がない　　　→どう話したらいいか迷っている，話したくない
　結果を教えてくれる→前向き

"話を聞かないうちに，情報提供や提案をしてしまうと，心の窓が閉じてしまう"

声をかけるとき，マイフレーズは？

②現状を聞いてみる
「何か，やっているんですか？」，「いろいろがんばっているんですね」
患者さんの回答例：
　　　　　→できていること，取り組んでいること
　　　　　　　・ノンカロリーの飲み物，歩く，野菜
　　　　→困っていること
　　　　　　　・痩せないんです
　　　　　　　・やめられないんです
　　　　　　　・運動する時間がないんです

"患者さんの生活環境や価値観を知るきっかけ"

患者さんが困っていることは？

③前向きの言葉をかける
できていること，取り組んでいることに対して：
　「よくがんばっておられますね…」，「よく続けていらっしゃいますね」
　「また，教えてくださいね」，「結果が楽しみですね」

困っていることに対して：
　「いい方法を見つけたら教えてくださいね」
　「知っている患者さんで上手にされている方がいるので，コツを聞いておきますね」

"指導したくなるけど，ここまでにしておく"

前向きの言葉をかけるとき，マイフレーズは？

薬剤師：相変わらず土日も取材で忙しいんですか？
患　者：まあね……（苦笑），今週末も海外出張なんだよ。
薬剤師：それはたいへんですね，それで今日は日数が長めに出ているんですね。すぐに調剤しますので，お待ちください。
患　者：ああ，頼むよ。

③前回の続きがあるとき

　また，前回何か話をして患者さんが試してみることがあり，あなたが覚えているか，忘れていても薬歴に記録が残っているなら，そのことを最初に聞いてみるべきだと思います。例えば「あれからどうなりました？」とわざと漠然と聞いたり，あるいは「前回，買うポテトチップスを小袋にするとおっしゃってましたけど，試しました？」といった感じで具体的に聞いてみます。

　具体的に聞くと多くの患者さんは「そんなことも覚えてくれてたのね！」といって喜んでくれることも少なくありません。薬局にも気にかけている人がいるというのは，些細なことかもしれませんが，患者さんにとって励みになることもあるのではないでしょうか。

④反応を見る

　声をかけてみて，患者さんの様子を観察します。患者さんがすぐに「ああ，あれはね……」と話しはじめれば，前向きに取り組めていることがわかります。「何のこと？」というのであれば，前回の話をすっかり忘れていることになります。また，すぐに返答がない場合は，あまり話したくないのかもしれませんので，注意して次の言葉を選びます。

　いずれにしても，大切なのは一方的にこちらから説明をしないことです。患者さんの様子に合わせて会話を続け，患者さんの話に耳を傾けることです。患者さんの話を最後まで聞かないうちに，薬剤師が話をさえぎって「それは……」と説明を始めてしまう光景をときどき薬局で見かけます。薬局は忙しいので理解はできるのですが，話を十分に聞かずに説明や提案を行うと，患者さんの心の窓は閉じてしまいます。

▼対話例（失敗例）

薬剤師：こちらへどうぞ。今日はいつもどおり28日分でお薬が出ております。こちらがアマリール1mgで，血糖値を下げる薬です。これは，朝食前に1錠飲んでください。そして，こちらがアトルバスタチンで，コレステロールを下げる薬です。これは……。
患　者：あのね〜こっちも忙しんだいから，いちいち薬の説明はいいよ！　いつもと同じ

なんだろ！！

薬剤師：（慌てて）申し訳ございません，でも……。えっと調子はいいんですよね，お変わりなく……。

患　者：（無視して，薬を自分で薬袋に詰めながら）いくらだ？　これで足りるか？

薬剤師：（慌ててレジを打って）200円のお返しになります。

患　者：病院でさんざん待たされたうえに薬局なんて，まったく時間の無駄だ！

薬剤師：（小声で）あ～怖かった，次回からすぐに渡すと薬歴に書いとかなきゃ……。

▼対話例（成功例）

薬剤師：こちらへどうぞ。あれ，相変わらず日焼けして，仕事お忙しそうですね！　どうなんです，調子は？

患　者：まあな，相変わらず週末は出張続きだよ。血糖値は横ばいかな？

薬剤師：でも，処方も変わってないし順調みたいですね。

患　者：今日はHbA1c7%っていってたから悪くないだろう？

薬剤師：7%ですか！　それだけ忙しくて外食が多いのに，すごいですね！　どうやってるんですか？

患　者：外食するときは，炭水化物の量に気をつけてるよ。"しめのご飯"なんて，あれ食べるやつは自殺行為だね。

薬剤師：なるほど，炭水化物に気をつけることで，外食が多くてもこんなにうまくいくんですね，さすがよく工夫していますね。

患　者：まあ，他のことができないからだけどな（笑）。

薬剤師：また，コツがあったら教えてください。他の患者さんに教えますから。

患　者：そんな，教えることなんてないよ。いつもいろいろ教えてもらってこっちが助かるよ。

薬剤師：それじゃ，また来月もお待ちしています，気をつけて。

1-2　現状を聞いてみる

　2番目の「現状を聞いてみる」ことは，患者さんの生活環境や価値観を知るきっかけとなりますので，薬剤師が患者さんの支援を行うためにはたいへん重要なステップとなります。

　声をかけて患者さんの反応を見て，話を続けられそうであれば，患者さんの現状について聞いてみます。

　例えば「何かやっていることあるんですか？」や「いろいろがんばっておられるんで

よね?」といった言葉をかけてみます。

　血糖コントロールが良好で,困っていることも特にない場合は,良好にコントロールを維持できている秘訣について尋ねます。患者さんにとって,薬剤師の質問に答えることで,自分の療養行動について整理して振り返ることができます。薬剤師は,患者さんの現状を知ることもできますし,同時に血糖コントロールを良好に保つ秘訣について知ることができますので,他の患者さんへのアドバイスの材料を手に入れることにもつながります。

　困っていることがある場合（**図3**）は,ここで薬以外の生活習慣などについて相談されることも少なくないはずです。例えば「水を飲んでも太る体質だから痩せられない」とか,「運動しなさいって先生にいわれるけど,運動する時間がないんですよ」といった感じです。注意しなければならないのは,ここですぐに「指導モード」に入らないことです。「痩せるには,0キロカロリーのゼリーを食べましょう!」とか,「運動は一駅前で降りて歩くといいです」といったアドバイスは,ほとんどの患者さんにとって迷惑な押しつけになりますし,患者さんの自主性を奪ってしまいます。

1-3　前向きの言葉をかける

　患者さんがあまり困っているようなこともなく,うまく行っている場合,"現在できていること"や"取り組んでいること"に対して「よく頑張っておられますね」や「よく続けておられますね」といった言葉をかけます。そして,次回につながるように「また次回,

図3. ケーススタディ・患者支援の3ステップの練習

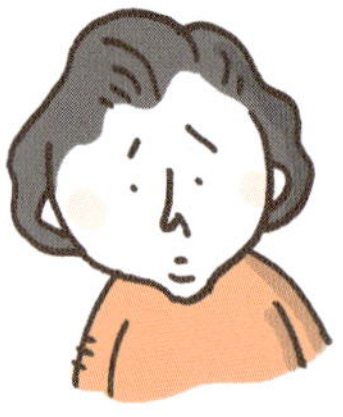

ケース1：間食をやめられない（年配女性編）

患者さんの発した言葉：

「先生からは食べなきゃ痩せる,ご飯を減らせ,間食はやめなさいといわれているんだけど…」

患者さんの背景：60歳代前半の女性,2型糖尿病（5年）,やや太め体型,メトグルコを服用中

患者さんの様子：ちょっと元気がない様子

患者さんが"前向きな気持ち"になるために,どのような対応をしますか?

Three-star Pharmacist ★★★

Column

糖尿病患者さんからのよくある質問①

HbA1cとは何の値なのか？

　HbA1cは血中の赤血球中にあるヘモグロビンとブドウ糖が結合した割合を見ている値です。血糖値が高い状態が長く続くと，ヘモグロビンにブドウ糖が多く結合することから，過去1～2カ月間の血糖値の目安になることがわかっています。

　赤血球の寿命は4カ月（120日）で，次々に入れ替わるので1～2カ月の平均になります。赤血球の中にあるヘモグロビンを調べているので，貧血の人は注意が必要です。貧血の糖尿病患者さんは，HbA1cが見かけ上は低く出やすくなります。その場合は，ほかの血糖値の目安である，グリコアルブミンや1.5AGといったほかの指標も参考にします。グリコアルブミンは，アルブミンの寿命が2週間程度と短いことを利用して，HbA1cよりも短期間（2週間程度）の血糖値を反映することがわかっています。

　ここで豆知識を一つ。HbA1cの発見は，日本人だったということはご存知ですか？ 世界的には，イランの医師・生理学者であるS.Rahbar（サミュエル・ラーバー）博士が1967年に発見したとされていますが，実はそれよりも早い1962年に日本人の柴田進先生が，糖尿病の患者さんの異常なヘモグロビンを，1962年ヘモグロビン糖尿病（Hb Diabetes）として日本国内で報告しています。残念なことに，国内発表だったため世界的にはRahbar博士の発見ということになっています。

HbA1cと血糖値の関係は？

　HbA1cは7％なのに対して，血糖値は100mg/dLと桁数も単位も異なります。このことは以前より，HbA1c(％)をやめて，平均血糖値(mg/dL)に統一できないかという意見もあるのですが，まだ実現していません。

　しかし，HbA1cを血糖値の平均値にする試みは，様々な研究がなされています。だいたいの目安ですが，7％で平均血糖140mg/dLくらい，9％になると平均血糖200mg/dLくらいになるといわれています。簡便法として，HbA1cの値を20倍すると平均血糖になるという方法も臨床の現場ではよく使われています。

　　説明の例：HbA1c7.5％→平均血糖　150mg/dL

「HbA1c7.5％だと，だいたい血糖値の平均が150mg/dLくらいになります」
「通常の血糖値が100mg/dLなので，HbA1c7.5％なら平均150mg/dLで，常に1.5倍の血糖値ということになりますね」

HbA1cと平均血糖値との関係は？

HbA1c(％)	予測平均血糖値(mg/dL)
9	200
8	170
7	140
正常値	100

HbA1cは1～2カ月間の血糖値の平均値です
糖尿病でない人は6％を超えることはありません

> HbA1c8％だと正常血糖の1.5倍以上あります

第4章　薬局での患者支援スキル

結果を教えてください」や「結果が楽しみですね」と締めくくります。

　困っていることがあり，何か取り組もうと思っている場合は，教えるのではなく一緒にできることを考えてみます。取り組むことが決まらなかったときには「何かいい方法が見つかったら教えてくださいね」と言っておくことで，患者さんは何か探してみようという気持ちになります。

　無理にそのときにいろいろなアドバイスをするのではなく，アドバイスなどは1つに絞り，それ以外は次回以降にすることも考慮します。例えば「上手にコントロールしている患者さんに聞いておきますね」というような声をかけることもあります。

　患者さんから相談されると，どうしてもいろいろと伝えたくなりがちです。特に，療養支援について勉強を始めて知識がついてくると，知っていることを全部いいたくなります。しかし，患者さんが必要なことは自分にとって使える具体的な方法です。情報の質と量を患者さんの求めていることに合わせてコントロールするのも，薬剤師の大切な仕事です。

② 情報提供の3ステップ

2-1 ニーズを探る，反応を見る，ベネフィットを伝える（図4，5）

①ニーズを探る

　薬局で患者さんに情報提供をするときには，患者さんのニーズに合わせる必要があります。適切な情報を提供するためには，患者さんがどのような情報を求めているのか，ニーズを探る質問をする必要があります。それは，患者さん自身もよくわかっていないこともあるので，対話をすることで明らかにしていきます。このような対話を傍から見ていると，

図4．情報提供の3ステップとは？

①**ニーズ**を探る質問をする

②**反応**を見る

③患者さんにとっての**ベネフィット**を話す

図5. 情報提供の3ステップ・ワークシート

①ニーズを探る質問をする

質問を投げかける

「間食することはありますか？」
「間食するとどうなるかご存知ですか？」
「夕方おなかがすくことはないですか？」
「以前より間食が増えたってことはないですか？」

> この資料では，ほかにどんな質問が考えられますか？

②反応を見る

> 反応を見るときのポイントは？
> ・
> ・
> ・
> ・

興味を持ってそうなら次へ（③ベネフィットに進む）
興味なさそうなら，資料を渡すだけにする

③患者さんにとってのベネフィットを話す

サポート資料を使いワンポイントを説明する
「血糖値が下がっている時間を長くすると，HbA1cは下がります」

あわせて，得られるベネフィットを紹介し，
「間食を減らせたら，0.5％くらい下がりますよ」

前向きなコメントで締めくくる
「お薬，きっと，元の量に戻りますよ」

最初は患者さんが質問に答え，たくさん話をした後に，薬剤師が説明を行っているはずです。例えば，会話の比率は，最初が薬剤師2：患者8であったものが，後半は薬剤師7：患者3になるというイメージです。

②反応を見て量を調整する

　もし，薬剤師が知っていることを全部説明すれば，「私はこんなに詳しく知っているぞ！」と薬剤師は満足かもしれませんが，おそらく患者さんは「長い説明でよくわからなかったな……」とげんなりしていると思います。患者さんのニーズに合わせて，適切な量に調整して伝えることです。

　慢性疾患の患者さんは，多くの場合定期的に来局されますから，1回に多くの情報を伝えるよりも，少しずつできそうなことを毎回伝えることが重要です。毎回フィードバックをもらい，患者さんと相談しながら次のステップを考えるのです。

③メリット（ベネフィット）を伝える

　可能であれば最後にメリット（ベネフィット：利益）について伝えます。メリットを伝えておくことで，情報提供が患者さんの行動変容につながる確率を高めることができます。

ケース：血糖値が上がってしまった男性

▼対話例

薬剤師：お待たせしました！　調子どうです？

患　者：調子って……，やっぱりちょっと油断するとHbA1cって上がるんだね。

薬剤師：HbA1c上がってたんですか？

患　者：そうなんだよ，ずっと7％以下だったんだけど，今日は7.5％に急に上がってて……。

薬剤師：原因はわかってるんですか？（ニーズを探る）

患　者：ビールの量が増えたからかなあ……。

薬剤師：ビールの量，どのくらい変わったんですか？

患　者：前は夕食時に350mLを1缶って決めてたんだけど，最近いつの間にか寝る前にももう1缶飲んでるんだ。……それが原因かな？

薬剤師：考えられますね，つまみとかも食べられます？

患　者：ジャガビーってスナック菓子をつまみにして食べてるんだけど，これも影響するのかな？

薬剤師：ジャガビーの原料って何ですか？
患　者：たぶんジャガイモだと思うけど……。
薬剤師：ジャガイモですか……。炭水化物が多いから可能性はありますね。炭水化物なら，ここに資料がありますが，見てみますか？
患　者：えっ，そんなのあるの？　見せてよ。
薬剤師：ジャガイモのスナック菓子だと20gくらいはありそうですね……。
患　者：そっかー，やっぱりそれだったのかな。
薬剤師：体重は増えてないですか？
患　者：どうしてわかったんだ？　2kgくらい増えてるんだよ。
薬剤師：この資料にもあるように（資料を示しながら），スナック菓子は300kcalくらいはあるはずで，ビールと合わせると1食分にはなるからです。元に戻せば，血糖値も下がってきますよ（メリットを伝える）。
患　者：寝る前のビールは少し控えてみるよ。
薬剤師：寝る前の減らしてみられるんですか！（試してみることを確認している）次回，結果を楽しみにしてますね。
患　者：まあ，やってみるよ。いつもありがとう。

2-2　資料を使うメリット（図6）

薬局で患者さんの話をしっかり聞くようになってくると，どうしても時間がかかってしまいます。情報提供の時間を長くせずに，患者さんにきちんとした情報を伝えるためには，

図6．資料による情報提供のメリット

「資料を使っていますか？」

・短い時間で伝えたいことを話せる

・ポイントが伝わりやすい

・患者さんの印象に残すことができる

・資料を渡すことで，患者さんとの関係性が強まる

図7. 自作の配布資料の例

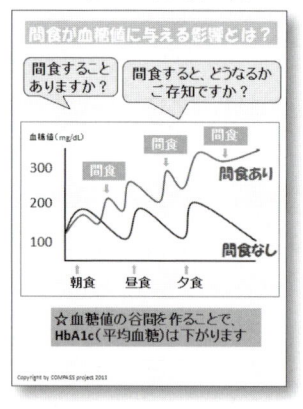

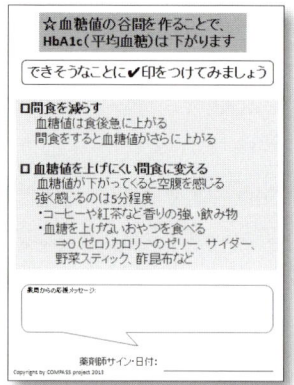

資料を活用することを勧めます。例えば、低血糖について尋ねられたとき、口頭で長く説明するよりも、パンフレットを示しながらポイントだけ簡単に説明すればいいのです。何もないよりも、資料があると一目で理解できますから、説明も短くて済みます。たとえ自宅に帰って大半を忘れてしまっていても、パンフレットを見れば思い出すというメリットもあります。

また、資料もそのまま渡すのではなく、ペンなどでポイントになる箇所に丸をつけるなどの工夫をして、少しでも患者さんの印象に残るようにします。お薬手帳に直接記入することもできますし、簡単な説明の場合は付箋に書いてお薬手帳に貼っておくようにしています。

現在、私がパートで勤務している薬局には常に30種類以上のパンフレットを置いています（図7）。全部使うわけではなく、低血糖用はA社のこれ、薬の説明はB社のあれ……というように決めています。また、適切なものがない場合は、自作していました。もともと学校の教師だったこともあり、資料を作るのは嫌いではなく、よく患者さんに配っていました。

③ スモールステップ法

人は、この行動をすればよい結果が得られると信じて（重要性を感じて）、このくらいならできそうだと感じる（自信がある）ときに、やる気が出て行動するといわれています（図8）。しかし、失敗を繰り返しているような場合、重要性はわかっているが実行する自信がないことが、糖尿病をはじめとする慢性疾患の患者さんには多くみられます。このよ

図8. 行動へのやる気は「重要性」と「自信」によって決まる

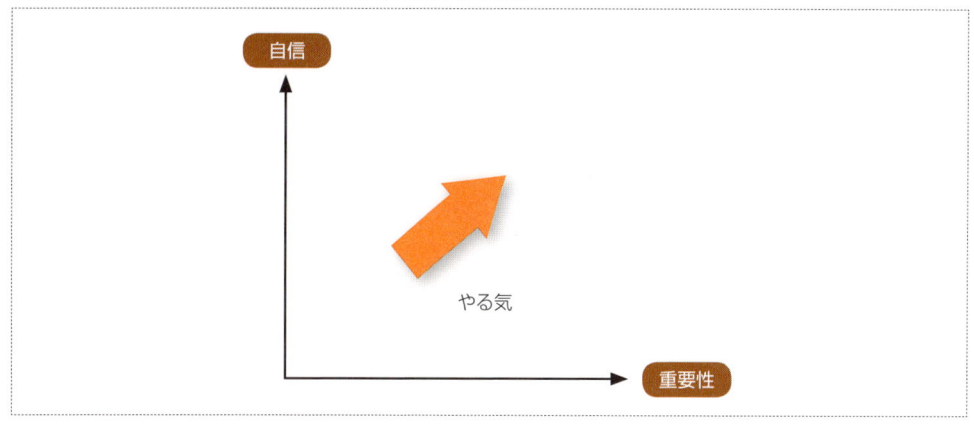

Column

糖尿病患者さんからのよくある質問②

　薬局で糖尿病患者さんからよく尋ねられることの一つに，検査値の見方があります。HbA1cは，すべての患者さんが理解していると思いがちですが，意外にわかっていない患者さんもけっこういらっしゃいます。

血糖値はどのくらいにしたらいいか？

　HbA1cは6，7，8と以前より覚えやすくなりました
6％未満：副作用なく達成可能な場合の理想的治療目標
7％未満：合併症抑制のために推奨される基準
8％未満：すべての患者さんが達成すべき基準
※HbA1cのJDSからNGSP値への変更があって，ようやく慣れたところでの新基準で，戸惑っている患者さんも多いと思います。こういった変更に対しても，薬剤師が毎回声をかけていくうちにだんだん慣れていくはずです。継続的な関わりも薬局薬剤師の仕事だと思います。

なぜ，HbA1cを下げなければいけないのか？

　糖尿病の合併症を防止するため。
　網膜症や腎症の発症はHbA1c値と強い関係があり，7％を超えている状態が長期に続くと，発症率が上昇することがわかっています。熊本大学が行ったKumamoto Studyという有名な研究で，HbA1cと網膜症の発生に関係があることが明らかになり，今の基準値の元になりました。網膜症や腎症は血糖コントロールが悪い人に起こることは経験的には知られていたのですが，研究としてHbA1cの数値を明らかにしたこの研究は世界的にも高く評価されています。

第4章　薬局での患者支援スキル

うなとき，いきなり難しいことに取り組むのではなく，できそうなことから取り組んでもらうとうまくいきます。このような手法をスモールステップ法といいます（図9）。

スモールステップ法では，患者さんが一度に複数の目標を始めるといったときに，どの目標を一番達成したいのかを明らかにし，可能であれば1つにフォーカスしてもらいます。また，目標設定が高すぎるときも，患者さんのやる気をそがないよう否定はせずに，より達成しやすい目標設定を考えてもらったりします。

例えば，運動を始めようとしているが，毎日1万歩も歩けないと思っている患者さんなら，まず今より1,000歩でも増やすことを目標にしたりします。もっとステップを下げて，「今何歩くらい歩いていますか？」と聞いて，現在の歩数を知らないならば，歩数計の購入を勧め，それを来月までの目標にすることもできます。

図9．スモールステップ法とは？

患者さんの取り組みの難易度を調整することによって，実行度を上げる

例：「今日から毎日1時間運動しますよ！」

⇒「毎日，10分からにしませんか？」

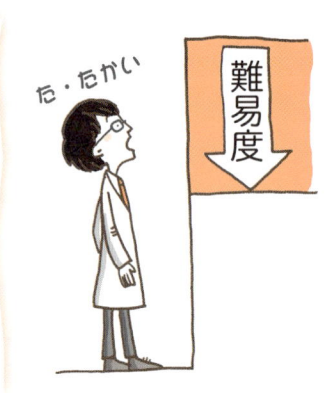

た・たかい　難易度

ポイントは？
・成功体験を積んでもらえるように，「少なめ」，「よりやさしく」始める
・複数のポイントがある場合は，どちらかにフォーカスする
・結果に対して賞賛（ほめる）することで行動の強化が得られる　（できたことを聞いて，ほめましょう）

▼スモールステップ法の会話例

患　者：薬剤師さんと話していると，だんだんやる気が出てきました！　明日から毎朝仕事の前に起きて1時間歩くことにします。

薬剤師：いきなり毎日1時間はたいへんじゃないですか？　仕事で帰りが遅いっていつもおっしゃっているのに，早起きはつらくないですか？

患　者：まあ……，そういわれたらそうだなあ～（ちょっと弱々しい声になる）1日1万歩が目標だと病院で聞いてきたので，1時間くらい歩けばいいかなと思って……。

薬剤師：確かにそうなんですが，今1日何歩くらい歩いているのかご存知ですか？

患　者：いや，ちょっとそれは……，歩数計は持ってないからわからないけど。

薬剤師：普通は1日4,000歩くらいなんですけど，歩数計をつけただけで2,000歩くらいは歩数か増えるらしいです。歩数が増えると少しずつ血糖値が下がってくることもわかっています。

患　者：それじゃ，まずは歩数計を買って，歩数を調べてみないといけないな。

薬剤師：1日何歩くらい歩いているのか調べて，それから目標を立てるほうがよくないですか？

患　者：（納得して）そうだね，帰りに電気屋に寄って歩数計を買って帰ろうかな

薬剤師：あそこのコンビニでも売ってますよ。

患　者：え～そうなんだ，のぞいて帰ることにするか。ありがとう。

薬剤師：次回，歩数がどのくらいだったのか教えてくださいね。

・ほめる（称賛する）（図10）

　絶対に失敗しないくらいの目標を設定し，しだいに成功体験を積むことで患者さんの自信が高まってきます。その際に重要になってくるのが，しっかりと"ほめる"（称賛する）

図10. "ほめる"コツ

① その場で
② すぐに
③ 大げさに

ことです。「成功体験」と「ほめられる体験」が繰り返されることで，少しずつ患者さんの行動変容へとつながっていきます。

　"ほめる"コツは3つあるといわれています。「①その場で，②すぐに，③大げさに」です。例えば，患者さんががんばっていることを聞いた後，すぐには何も言わずに後になってから「そういえば，先ほど毎日1時間歩いているとおっしゃっていましたが，それはいいことかもしれないですね……」と後になって言ったとしたら，ちょっと白々しい感じがしますし，ほめられている感じはなくなるかもしれません。聞いた瞬間にすぐ「それはすごいですね！　なかなかできることじゃないですよ〜！！！」と伝えるほうが，患者さんも喜んでくれますし，効果も大きくなります。私の経験から"ちょっと大げさかな？"と感じるくらいのほうが，患者さんにとってほめられているとはっきりわかって良いようです。薬局で試してみませんか？

やってみよう！

課題：身近な人をほめる練習をしてみましょう
　　　　3つの原則を忘れずに！
　　　　①仕事の同僚をほめてみる（初級）
　　　　②パートナーをほめてみる
　　　　③ちょっと怖い患者さんをほめてみる（上級編）

1，2の場合は，どう感じたのかフィードバックをもらってみてください。逆に，ほめてもらってどう感じるかも体験してみるのもいい方法です。

図11. ケーススタディ・スモールステップの練習

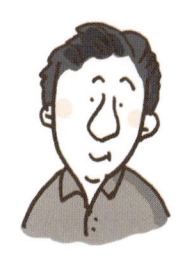

ケース1：意欲がある患者さん

患者さんの発した言葉：

「どうせやるんだったら，しっかりやりたい。一度決めたことは守ります。毎日1時間は歩きますよ」

どんな言葉をかけますか？

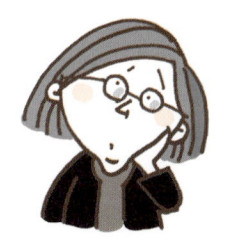

ケース2：意欲はあるけど，自信がない患者さん

患者さんの発した言葉：

「間食をやめるなんて，できそうにないです。孫と同居しているので，お菓子がいつも目の前にあるんです」

どんな言葉をかけますか？

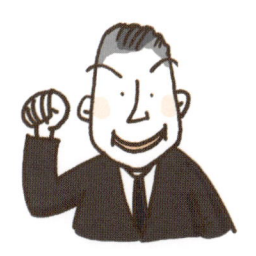

ケース3：無理をしすぎる患者さん

患者さんの発した言葉：

「明日から，毎日1万歩歩くことにします！」

どんな言葉をかけますか？

第4章 薬局での患者支援スキル

Column

糖尿病患者さんからのよくある質問③

炭水化物を減らしたら血糖値は良くなるんですか？

3大栄養素「炭水化物」・「蛋白質」・「脂肪」のうち，血糖値を直接上げるのは「炭水化物」です。このため，炭水化物を多くとる食生活の人は，炭水化物の量を減らすだけで，血糖値が改善することも少なくありません。

1食あたり炭水化物50gが目安です。ご飯では茶碗軽く1杯がこの量になります。つまり，大きい茶碗を使っている患者さんや，おかわりをしている患者さんの場合は，少しご飯を減らすと効果が見込めるはずです。ただし，極端な炭水化物の制限は死亡率を上げるという報告もあるので注意が必要です。

他にも注意しなければいけないことは，ご飯を減らしたぶん，おかずを多く取ってしまい，摂取カロリーが増えて体重増加につながってしまうことです。野菜を増やすなどしてカロリーは増やさない工夫も必要になります。患者さんには，極端な炭水化物制限ではなく，体重増加には気をつけてもらいながら試してみてもらうことになります。

小さめの茶碗（女性用）軽く1杯のご飯：150g，炭水化物約50g
大きめの茶碗（男性用）軽く1杯のご飯：200g，炭水化物約70g

夜食べると太るって本当？

食べる時間によって，脂肪に変わりやすい時間があることがわかってきました。BMAL-1というホルモンは，摂取した栄養分を脂肪に変える働きがあり，午後10時～午前2時にその濃度が最大になります。このため，夜10時以降に食べた食事は脂肪に変わりやすくなることがわかっています。

また，早く寝ることで肥満を防止できる理由として，夜遅くまで起きているとそのぶん夕食後に余分なカロリーを摂取してしまう可能性があることです。ほんの少しの生活習慣の違いでも，10年という単位でみると大きな差となります。中高年の方に，若いころからどのくらい体重が増えているのかを聞くと10～20kgという答えがけっこうあります。これは1日になおすとたった20kcalの摂取（ご飯1口，チョコ1かけ）の違いでしかありません。1日20kcal余分に摂ると，1年間でだいたい7,000kcalになります。これはちょうど体重1kgに相当しますので，だいたい10年経てば10kg，20年で20kg体重が増えることになります。一口だからと侮れないですね。

薬局配布の資料例

通常，栄養指導はカロリーで説明されていることが多いため"そうめん"より"から揚げ"が血糖値を上げやすいといった誤解をしている患者さんはたくさんいます。血糖値を上げやすい炭水化物を取りすぎている場合は，少し減らすだけでも血糖値が改善することもあります。

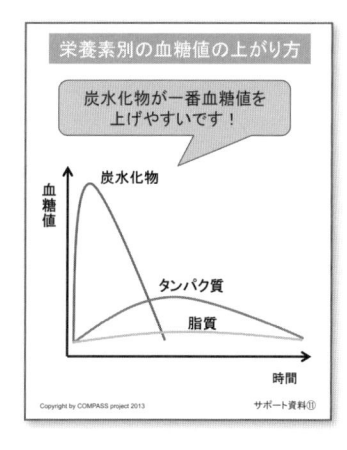

栄養素別の血糖値の上がり方

炭水化物が一番血糖値を上げやすいです！

（グラフ：炭水化物、タンパク質、脂質の血糖値の推移）

炭水化物が多い食べ物は？

1食あたり炭水化物量の目安は約50gです

食品	炭水化物量（g）
ご飯1膳　（女茶碗　150g）	50
（男茶碗　200g）	70
おにぎり1個100g	35
丼もの(1杯250〜300g)	100
トースト6枚切り1枚	30
クロワッサン1個	20
うどん(ゆで麺230g)1玉	50
そうめん　1束50g	35
インスタントラーメン(麺)	50
スパゲティ(ゆで250g)	70
おもち　角もち1個50g	25
お好み焼き　1枚	50

第4章のまとめ

★ 患者支援は，①声をかけて反応をみる，②現状を聞く，③前向きの言葉をかける——の3つのステップでコミュニケーションが欠かせない

★ 患者さんへの情報提供は，①ニーズを探る，②反応を見る，③ベネフィットを伝える——の3つのステップで行う。情報提供は，患者さんが必要としている情報を確認して，患者さんがわかりやすいかたちに加工して提供する。その際，資料をうまく活用する

★ 自信がない患者さんには，行動目標を実行可能で継続できる程度に小さく分けることで，自己効力感を高めながら，達成可能な目標から取り組んでもらう。また，現在できていることを聞いてほめることで，さらに実行度を高めることができる

文 献

1) 岡田浩：もう対応に困らない糖尿病療養指導，pp208-213，じほう，2013
2) 岡田浩：説明力で差がつく保健指導，pp134-137，中央法規，2011
3) ステファンロルニック，他：健康のための行動変容，pp25-85，法研，2001
4) 松本千明：健康行動理論の基礎，pp1-14，医歯薬出版，2002

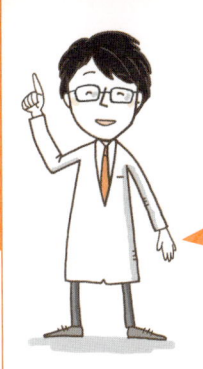

第5章 患者さんの心理状態に応じた対応，行動変容モデル

Point

- 行動変容（変化ステージ）モデルでは，患者さんの行動変容には，心の準備状態（レディネス）により「無関心期」，「関心期」「準備期」，「実行期」，「維持期」の5段階に分けることができる
- 行動変容の時期に合わせた対処方法を行うことで，患者さんの行動変容を促すことができる
- 患者さんの生活環境と心の準備状態の分析を行うことで，より患者さんにあった支援を行うことができる

1 行動変容モデルをもとにした対応方法

　血糖値が高いのに，なかなか生活習慣が変えられない糖尿病患者さんに対して，つい「血糖値が高いと目が見えなくなりますよ！」と言ってしまったことはありませんか。私たちは，「患者さんが生活を変えられないのは合併症の怖さを知らないからだ」と考え「合併症の怖さを教えなきゃいけない！」と考えがちです。しかし，実際には合併症の恐ろしさを伝えたことで，急に患者さんが生活習慣を変えることはほとんどありません。

　正しい医学知識を伝えれば，患者さんの行動は変わると信じられ，長く患者教育として実施されてきました。ところが，1990年代頃から，知識が増えても人の行動はなかなか簡単には変わらないということがわかってきたのです。その頃から，心理学的な手法がしだいに健康教育にも取り入れられるようになり，エンパワーメント・アプローチ，動機づけ面接といった手法が提唱されるようになってきました[1),2)]（**表1**）。

　行動変容モデルは，こういう時代背景のなかでさまざまな行動変容の技法を統合し，作られたモデルです。Prochaskaらは，禁煙をモデルとしてこの行動変容モデルを提唱しました。現在ではこのモデルは食事や運動などの自己管理行動の変化を説明する際に，医療職の間でとてもよく利用されています。しかし，残念ながら薬局薬剤師の間ではそれほど知られていません。

表1. 健康教育の歴史的な発展過程

時代	健康教育の変遷	糖尿病教育・薬剤師の歴史
黎明期 （1940年代）	知識普及の時代 （衛生教育：伝染病予防）	日本糖尿病学会創設（1957）
確立期 （1950〜60年代）	知識・態度・習慣の時代：KAPモデル （日常的予防行動：洗顔，歯磨き）	日本糖尿病協会創設（1961） 糖尿病治療の手引き（1961） サマーキャンプ（1963）
発展期 （1970年代）	社会心理学の時代：保健信念モデル （非日常的保健行動：検診受診，予防接種）	医薬分業元年：処方箋料値上げ（1974）
成熟期 （1980年代）	教育診断・教育介入の時代	インスリン自己注射（1981） 血糖自己測定（1986） 入院調剤技術基本料（1988）
転換期 （1990年代）	学習援助の時代 （エンパワーメント，健康学習，動機づけ面接）	地域糖尿病療養指導士
現在〜	テーラーメイドの時代 （コンプライアンスから，アドヒアランス，さらにコンコーダンスへ）	日本糖尿病療養指導士（2000） 新設薬科大開設開始（2003） 薬学6年制（2006） 医薬分業6割を越える

　行動変容モデルでは，患者さんの行動変容を心の準備状態（レディネス）により「無関心期」，「関心期」，「準備期」，「実行期」，「維持期」の5段階に分けます（**図1**）。注意しないといけないのは，この行動変化の過程は常に一方向に進むとは限らない点です。場合によっては元に戻ってしまうことや，無関心期からいっぺんに実行期になるようなこともあります。

② 行動変容モデル（変化ステージモデル）

　変化ステージは以下の5つに分類されています（**図1**）。

①無関心期

　療養行動を起こす必要性を認めていない状態です。糖尿病に関する知識が不足している場合もありますが，知識はあっても自分には必要ないと考えている場合も少なくありません。「インスリンはとにかく嫌だ」といった療養行動に対して否定的な発言が特徴的です。薬局でこの時期の患者さんに対し，無理に指導をしようとすると，怒りだしたり，薬局に来なくなったりするかもしれません。

②関心期

　療養行動を起こす必要性は理解していますが，実際に行うかについては迷っている状態です。患者さんの発言として「インスリンをしたら血糖値は下がるのかな」，「歩数計をつ

けてみると意外に歩いていない」といった，今までの自分の生活習慣を振り返るような発言が出てくるようになります。

　この時期の患者さんは，「わかっているけどできない」とか「でも，そんなことをいわれても……」というように重要性は理解できていますが，できない理由をあげるのが特徴的です。

③準備期

　療養行動はまだ始めていないが，自分なりに試してみたり，きっかけがあればいつでも開始できる状態です。「インスリン注射って見せてもらったけど，そんなに難しくはなさそうですね」や「お菓子を食べなくてもそんなにお腹がすかないみたい」といった取り組みに前向きな言葉が出てきます。意欲が出てきており，いつでも始められる状態の時期です。薬局で相談される場合は，この時期の方が多いと思います。

④実行期

　療養行動を始めて6カ月以内の状態です。この段階になると「インスリンの注射はもう慣れたし，続けられそうです」，「歩くのは楽しいですね」，「食事は少ない量でも大丈夫です」といった発言があり，自信を持ちはじめたことがうかがえますが，まだ習慣化するところまではいっていません。

図1．行動変容モデルの考え方

行動変容モデルとは？
人の行動変容には，5段階（変化ステージ）の過程を経て変化するという理論モデルのことで，医療の現場でも喫煙・飲酒・生活習慣に対し注目されている。

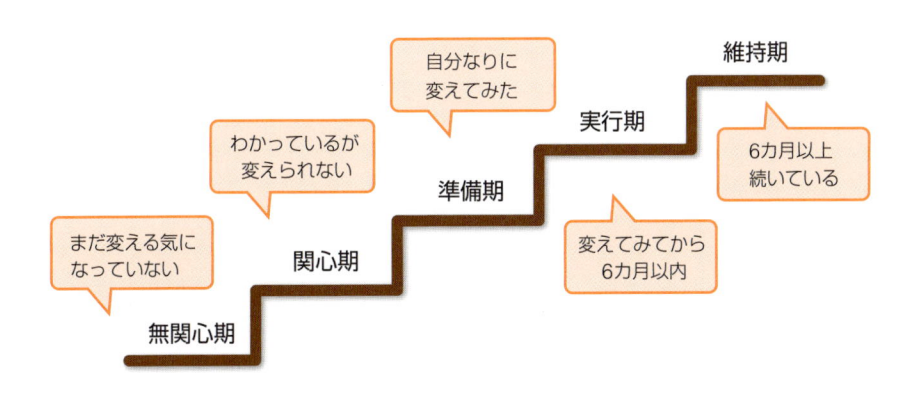

- 無関心期：まだ変える気になっていない
- 関心期：わかっているが変えられない
- 準備期：自分なりに変えてみた
- 実行期：変えてみてから6カ月以内
- 維持期：6カ月以上続いている

⑤維持期

　望ましい療養行動を始めて6カ月以上を越えた状態です。この時期になると「インスリンは習慣になっているので打ち忘れることはない」,「歩かないと気持ちが悪いくらいです」といった,生活の一部になっていることがうかがわれる発言があります。この時期の患者さんは,血糖コントロールも良好で特に困っていることもないため,薬局ではほとんど話さないことも少なくありません。

③ 変化ステージ別の対処法

	無関心期	関心期	準備期	実行期	維持期
対応(Do)	・無理に情報提供はしない ・はじめに承諾を取る(ちょっとお話ししていいですか?)				
Don't	・長すぎる説明 ・患者さんにとって聞かれる理由がわからない質問をする(今日,検査値いかがでしたか?:何で薬局で薬以外のことを聞かれるのか)				

・失敗例,対処法,成功例,やってみよう

▼【失敗例:インスリン治療編】

患　者:インスリンを始めようって先生から言われたけど,自分で注射するなんて,とても無理よ……。

薬剤師:HbA1cはどのくらいですか?

患　者:最近ちょっと高いって言われてるけど,そんなに高くないって思うんだけど……,9くらいかな。

薬剤師:9%ですか,それはかなり高いですね。早く血糖値を下げないと目が悪くなったりしますし,腎臓が悪くなったら最後は透析になりますよ。透析になったら週に3回は病院に行かないといけないんですから,たいへんですよ!

患　者:でも,去年も秋から冬は高かったけど,夏になったら少し下がったから,夏には下がってくるはずだし,まだ注射にするほど悪くないはず……

薬剤師:(話を遮って)糖尿病はインスリンが足りなくなる病気ですから,インスリンを注射することは糖尿病の治療では一番自然な治療法です。それに注射もペン型になっていて,針も細くて打ってもほとんど痛みを感じないです(一方的に説明が続く)。

患　者:……(自分でインスリンを打つなんて絶対無理だわ!)

解説

　無関心期の場合，知識が不足している場合は，簡単でわかりやすい情報提供が効果的です。患者さんを無理に説得しようとせず，薬局ではパンフレットを渡しておくなど，簡単な情報提供をするようにします。

　患者さんの負担にならない程度の会話や情報提供にしておき，「困ったことがもしあれば，いつでも相談してください」というメッセージを伝えるだけ十分です。

　無関心期の患者さんであっても，対話例のように医師から怒られたり，血糖値コントロールが乱れたときなどに不安になって相談されるようなことも起こります。しかし，普段からまったく声もかけず薬を渡すだけの関係なら，それもないはずです。つまり，無関心期の患者さんには，ふだんからの関係がとても重要なのです。できるだけ，「この患者さんにはいっても無駄だ！」と決めつけず，毎回少しだけノックだけはしておくという気持ちで投薬してみてはどうでしょうか。

▼【成功例：インスリン治療編】

患　者：先生からインスリンを始めたほうがいいって言われたんだけど，とても自分で注射なんてできないわ。

薬剤師：注射できないって思われているんですね，どうしてそう思うんですか？

患　者：だって，自分に針を刺して注射するなんてそんなの無理よ。

薬剤師：これが注射器なんですけど（ペン型注射器のデモを示す）万年筆みたいでしょう？

患　者：これが注射器？　こんなのとは（注射の手真似をする）違うのね……（少し驚いた様子で）。

やってみよう！　①無関心期～関心期の患者さん

1. どんな特徴があるかあげてみましょう。
   ・立って待っている，すぐに財布を出す。

2. 薬局でできることはどんなことですか？
   ・パンフレット配布，ちょっとした短時間の声がけ，患者さんが関心を持った様子なら簡単な情報提供。

薬剤師：これが針なんですけど，最近ずいぶん技術が進んで，だんだん短くて細い針になったおかげで，痛みはほとんどないらしいですよ。

患　者：へぇ～，これが針なの？　ちょっと思っていたのとは違うわ！　操作は難しくないの？

薬剤師：ダイヤルを回して打つだけですよ。かなり年配の方でもすぐ慣れますね。

患　者：年配って，私よりもずっと上ってこと？　いくつくらいの方？

薬剤師：80歳の方でも自分でされている患者さんもいらっしゃいますね（さりげなくつぶやくように）。

患　者：インスリンを始めるのはまだ早いって思うんだけど，どう思う？

薬剤師：最近は早めにインスリンを始めると合併症が起こりにくいっていわれてますよ。

患　者：そうなのね……。

薬剤師：ここにパンフレット入れておきますね。インスリン治療を早く始めたほうがいい場合について書いてありますから参考にしてください。

患　者：ありがとう，見ておくわ（少し前向きに考え始めている）。

無関心期	関心期	準備期	実行期	維持期

対応(Do)	・できていること，できていないことを聞く ・過去の成功体験を聞く ・何に興味があるかをそれとなく聞き，さりげなく提案する ・さりげなく（～をやってうまくできている人もいるんですよ）
Don't	・情報を押しつけてしまう（○○ゼロキロカロリーのものを食べたらいいんですよ！） ・一度にたくさんの情報を伝える ・教えモードに入る

・失敗例，対処法，成功例，やってみよう

　言い訳の多い患者さん（関心期）

▼【失敗例】

薬剤師：今日はこの血糖値を下げる薬が増えています。朝食後に1錠飲んでください（薬を示しながら）。

患　者：ちょっと血糖値が高いから薬を増やすって……（がっかりした様子）。

薬剤師：HbA1cはどのくらいですか？

患　者：えっと……，それは9％くらいなんだけど……。

薬剤師：9％ですか……（ため息をつきながら）。それは，ちょっと高いですね。3回の食事以外にも間食とかしてないですか？　間食が一番血糖値を上げますよ！　食事に気をつけて，運動もしてくださいね。⇒あいまいで，漠然としたアドバイス

患　者：でも，野菜はあまり好きじゃないけど，できるだけ食べるようにしているのよ……。

薬剤師：HbA1cを7％未満にしないと，眼が見えなくなったり，透析になったりしますよ。⇒脅している

患　者：ええ……（悲しそうに）。でも，間食もできるだけ果物にして健康には気をつけているのよ。

薬剤師：果物は健康にいいとか思って食べ過ぎてないですか？　果物も血糖値を上げるんですよ。⇒気をつけていることを認めていない，食べ過ぎていると決めつけ

患　者：野菜が嫌いなぶん，できるだけ果物を食べるようにはしてるわ……。

薬剤師：果物は野菜の代わりにはなりませんよ，間食の果物をやめて，がんばらないと駄目ですよ！⇒対策を薬剤師が勝手に決めている

患　者：そうね……（悲しそうに）。

解説

関心期（情報提供，刺激統制法，セルフモニタリングなど）

　治療したくない理由や障害となっていることを聞いてみることが有効です。投薬時に短時間でも療養行動の重要性を高めるような情報提供や，障害を小さくするようなコツを伝えるといったことで，行動を開始するきっかけとなることがあります。

やってみよう！　②関心期の患者さん

1 どんな特徴があるかあげてみましょう。	・「でも……」,「どうせ……」といった後ろ向きの言葉が多い。
2 薬局でできることはどんなことですか？	・すぐにできそうなコツを伝える。成功事例を紹介する。

▼【成功例】

薬剤師：お待たせしました。調子はいかがですか？

患　者：あんまりよくないのよ，今日も先生からいろいろ言われたし……。

薬剤師：先生から何か言われたんですね。どんなこと言われたんですか？

患　者：ちょっと血糖値が上がってたからね……。

薬剤師：新しい薬が増えているのですが，そのためですか？

患　者：そうなの，血糖値が高いらしいのよ。これで血糖値が下がらなかったらインスリンにするって！（ちょっとがっかりしている）

薬剤師：先生も心配しておられるんですよ，血糖値は，どのくらいだったんですか？

患　者：HbA1cは9％だって。

薬剤師：9％っていうのは，どう思っておられるんですか？

患　者：そうねえ……，先生にも言われたけど，ちょっと高いからせめて7％台くらいには下げたいなって思ってるけど，何やってもどうせ続かないのよ。

薬剤師：もう少し下げたいって思っているんですね〜。今回高かった原因で思い当たることありますか？

患　者：実は，間食をやめるようにって先生からも言われてるんだけど，お歳暮で果物とかもらったのよ。野菜は嫌いなんだけど，果物は好きなんでついついお腹が空くと食べちゃうのよね……（苦笑）。

薬剤師：果物が原因じゃないかと思っているんですね。

患　者：お腹すくとついね（苦笑）減らしたいとは思ってるんだけど，なかなか難しいわ。もらい物って，いつも家にあるから難しいのよね（笑）。

薬剤師：そうですよね，もらったら食べないわけにもいかないですしね。そういえば最近，いただき物で血糖値が高くなったけど，工夫して血糖値が急によくなった方もいたなあ〜（さりげなく呟くように）。

患　者：工夫って？　どんな工夫なの？

薬剤師：どんな工夫されたかわかります？（ちょっともったいぶって）

患　者：わからないわ？

薬剤師：それは……。

| 無関心期 | 関心期 | **準備期** | 実行期 | 維持期 |

対応(Do)	・やろうと思う気持ちをほめる ・できていることをほめる
Don't	・それだけではまだ不十分だという ・高すぎる目標を掲げる ・ここまでやってると患者さんがいっても，できたことを認めない

・失敗例，対処法，成功例，やってみよう

ちょっと始めてみた患者さん（準備期）

▼【失敗例】

薬剤師：お待たせしました，こちらへどうぞ。

患　者：今日血糖値が下がってたのよ（ちょっと誇らしげに）。この前まで8%だったのが7.2%だって。

薬剤師：そうですか，7.2%ですか……（ため息をつきながら）。
前回が8%ですから下がっていますが，目標値は7%未満ですから，まだまだ高いです。できるだけ食事に気をつけて，運動も頑張ってくださいよ。

患　者：は，はい……，（気を取り直して）実は夕食のご飯を減らしたんですよ（嬉しそうな様子で）。

薬剤師：そうですか（あっさり），血糖値を上げるのは炭水化物ですから，それを多く含むご飯を減らすことは効果があるはずですね。無理にご飯を減らして，低血糖にならないよう気をつけてくださいね。えっと……薬はいつものとおりで出ています。飲み忘れて残ったりしてないですか？

患　者：はい……大丈夫です……（ちょっと何か言いそうな感じで）えっと……。

薬剤師：今日は2,610円です。それじゃ〜お大事に（忙しそうにPCを操作しはじめる）。

> 解説

準備期（オペラント強化法など）

　準備期の患者さんの場合，具体的なアドバイスですぐに行動に移す可能性が高い状態です。「食事で難しいこととかありますか？」や「どんなことに取り組んでおられますか？」といった質問をしてみましょう。

　もし，患者さんが取り組んでいることがあれば，「すごいですね！」，「なかなかできないですよ！」などと称賛することで，現在行っている行動が強化され，継続しやすくなり

ます。さらに，称賛されたことが動機づけとなり，次のステージに進むことができます。

▼【成功例】

薬剤師：お待たせしました，こちらへどうぞ〜。調子はいかがですか？

患　者：まあまあかな？　血糖値も下がってきたよ……，8％から7.2％に下がってたのよ（ちょっと誇らしげに）。

薬剤師：すごいですね，何か始められたんですか？

患　者：まあね（ニヤッと笑って），夕食のご飯を減らしてみたのよ。

薬剤師：いいですね〜！！　始めてどのくらいなんですか？

患　者：まだ2週間だけど，メニューも野菜中心にして，生野菜を先に食べることも始めたのよ。

薬剤師：生野菜を食べると食後の血糖は20〜30は下がるって報告があるんですよ〜。ご飯は炭水化物なので，効果的ですよね。だんだんコツをつかんでこられましたね（笑）。

患　者：炭水化物って減らしても大丈夫なの？　元々ご飯が好きで，大きめのお茶碗1杯くらいは毎晩食べてたのを，このくらい（手で示す：100gくらい）にしてるのよ。

薬剤師：もともと炭水化物を多く取っていた人が減らすことは，特に有効だといわれています。炭水化物を減らして，おかずが増えてしまうと体重が増えるかもしれないので，体重は気をつけておくことを勧めますよ。

患　者：今日は体重は増えてなかったけど，毎日測ったほうがいい？

薬剤師：私は毎日入浴前に測るんですけど，デジタルのがお勧めですよ。

患　者：へぇ〜薬剤師さんも細いのに，体重は気をつけてるのね。持ってないんだけど，どこで売ってるの？

やってみよう！　③準備期の患者さん

1 どんな特徴があるかあげてみましょう。	・薬局でもいろいろ相談する。
2 薬局でできることはどんなことですか？	・今やろうとしている気持ちをほめる。

薬剤師：このあたりだと，あそこの電気店にありますよ．デジタルだと100g単位でわかりますから，ちょっと食べ過ぎた日は増えているのがすぐにわかりますよ（笑）．

患　者：それもちょっと怖いわね（笑），帰りに寄ってみようかな……．

薬剤師：じゃあ次回でも教えてくださいね．

	無関心期	関心期	準備期	実行期	維持期
				実行期	維持期
対応(Do)				・阻害要因，中断理由の防止策を聞く ・記録をつけるなど，継続できるコツを提案する	・できていることを賞賛する ・継続のコツを聞く
Don't				・できているといっても褒めない ・できなかったことにフォーカスする ・維持期に行く前に，さらに負荷をかける	・できていると決めつけてしまい，何も聞かない

・失敗例，対処法，成功例，やってみよう

　患者さん（実行期）

▼【失敗例】

薬剤師：どうぞ〜お待たせしました．今日はいつもの血糖値の薬と血圧の薬です．

患　者：いつもと同じね．30日分でしょう？（ちょっと元気がない感じで）

薬剤師：そうです，薬残ってないですか？（元気よく）

患　者：1日3回飲むこの薬は，どうしてかわからないけど10錠くらい余ってるわ．ほかはだいたい大丈夫，1〜2錠くらいかしら．

薬剤師：先生が出されている大事な薬なので，飲み忘れないように気をつけてくださいね．

患　者：ええ……，ところで，ストレッチって運動にならないの？　先生にいわれたんだけど．

薬剤師：ストレッチじゃ血糖値は下がらないです，有酸素運動か筋トレじゃないとだめですね．

患　者：そうなのね．ストレッチを1カ月がんばって続けたのに血糖値は変わらなかったから，がっかりして……．

薬剤師：そうですか（あっさりと）．まあ，食事と運動が基本ですから，がんばってくださいね．飲み忘れがあるとせっかくの薬も効果がないですから，こちらも気をつけてくだ

　　　　さい。
患　者：ええ（うわの空の様子で）。

解説

実行期（社会技術訓練）

　継続するために医療者は障害となっていることはないか検討し，継続できるよう支援することが必要です。具体的には現在できていることを尋ね称賛することや，支援していることを伝えることで療養行動を維持できますし，次のステージに進むことができます。

▼【成功例】

薬剤師：○○さん，どうぞ！　調子はいかがですか？　あまり元気がない様子ですけど？（心配そうに顔を覗き込んで話す）

患　者：ええ……，先生から運動をしなさいって言われたのよ。

薬剤師：ストレッチを毎晩やってるんじゃなかったですか？

患　者：そうなんだけど，先生からストレッチじゃ血糖値が下がらないし，もう少し運動もしなさいって。

薬剤師：でも1カ月ストレッチは毎日やっていたんでしょう？　すごいじゃないですか！

患　者：（嬉しそうに）うん，ありがとう。でもね，血糖値は変わらなかったのよ，それで先生もひざが痛いのもわかるけど，足がだんだん弱るから少し運動しろって……。

薬剤師：確かにストレッチは血糖値を下げる効果は強くないですが，ストレッチを1カ月も継続できているのはがんばっている証拠ですよ。ただ，ひざが痛いのに無理に急に歩きはじめるのも心配ですね。

患　者：やっぱりそうでしょう？

薬剤師：少しずつ継続することが大事なんですけど，何かできますか？

患　者：ストレッチは続けたいんだけど，歩くのはまだ無理ね。

薬剤師：ストレッチのときに，筋トレも少し取り入れてみてはどうですか？

患　者：自分でもできるかしら？　やり方とか，いい方法何かある？

薬剤師：椅子を使ったスクワットを試している人もいますね。筋肉がついてくると，ひざも楽になるみたいですよ。このパンフレットに書いてあります。

患　者：なるほどこうするのね。転ばないためにも足の筋肉は必要だもんね……。

薬剤師：筋肉は，高齢になっても増えることがわかっていますから，○○さんのように，継続できる方は必ず筋肉がついてきますよ。この図のように，必ずこんなふうに椅子を

持ってやってくださいね（少しやってみせる）。

患　者：（ちょっとまねてやってみて）ひっくり返らないように注意しないといけないってことね。

薬剤師：まあ，無理なさらず，どうだったか，次回でも教えてくださいね。楽しみにしてます！

▼【失敗例】（維持期）

薬剤師：お待たせしました，いつもと同じ薬です。

患　者：ああ，いくら？

薬剤師：1,500円です。

患　者：じゃあ，これで（1,500円ちょうど渡す）。

薬剤師：えっと……，HbA1cはどうなんですか？（レジを打ちながら）

患　者：ずっといいよ，じゃあまた来月。

薬剤師：お大事に……（小声で）あ～何も聞けなかった（薬歴に書くことないなあ～）。

解説

維持期（再発防止訓練）

　食事・運動・薬といった治療行動がどの程度日常生活のQOLに及ぼしているのかを尋ねて，振り返ってもらっておくことが有効です。あまりに厳しい食事療法や運動療法は，続けられなくなる可能性がありますので，患者さんの意欲をそがないように気をつけながら，目標を下げることもときには必要です。

やってみよう！　④実行期・維持期の患者さん

1 どんな特徴があるかあげてみましょう。
- すでにできているので薬局ではあまり話さないことが多い。

2 薬局でできることはどんなことですか？
- うまく継続できるコツを聞く。

▼【成功例】（維持期）

薬剤師：お待たせしました，調子どうですか？
患　者：いいよ，薬変わってないだろ？
薬剤師：変わってないです，安定してるんですね〜。HbA1cどのくらいなんですか？
患　者：ずっと5.5％から6％の間だよ。
薬剤師：すごいですね！　どうやったらそんなにうまくやれるんですか？
患　者：別にうまくはやってないよ（少し嬉しそうに），ただ夜はご飯を少なくしてるかな。
薬剤師：やっぱり！　（血糖コントロールの）良い方は何かコツをお持ちなんですよね。

Column

糖尿病患者さんからのよくある質問④

歩くのと筋トレどちらがいいの？

　どちらも有効，両方やるとより有効です。歩くだけでなく家事などは有酸素運動で，HbA1cは0.5％程度の改善，筋トレだと0.4％が改善すると報告されています。両方を取り入れると，約1％程度改善するということも報告されています。

　しかし実際に患者さんから，「どちらがいいか？」とたずねられたら，答えは「（患者さんが）取り組みやすく，続けられるもの」ということになります。

　運動の時間がとれないという患者さんも多いと思います。このような忙しい患者さんには，立っているだけでも消費エネルギーは座っているときの2倍になることや，階段を使うと座っているときの約8倍ものエネルギー消費になることを説明しています。また，主婦の場合，日常の家事でも散歩とほぼ同じエネルギー消費であり，買い物や掃除・洗濯などの家事をすることも有効だと説明することもあります。

　このように，特別なことを始めるのではなく，日常の生活のなかで体を動かす活動を取り入れるだけでも効果が期待でき，継続しやすいことを伝えています。

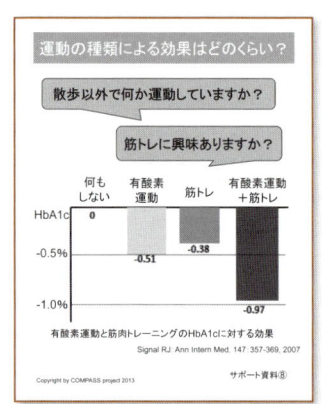

運動の種類を説明する資料の例

患　者：あと，普段はできるだけエスカレーターじゃなく階段を使ってるよ。
薬剤師：へぇ〜，それも忙しいなかでも運動する工夫ですね！
患　者：まあね，誰でもやってることじゃない？
薬剤師：そんなことないですよ，なかなかできないから皆さん苦労してるんです。ほかの患者さんにご飯を減らしたり，階段使うとかの工夫を紹介していいですか？
患　者：そんなんでいいなら使っていいよ（ちょっと誇らしげに）。

　以上，患者さんのステージ別対応法をご紹介しました。各ステージの特徴と対応法を**表6**にまとめます。

表6. 各ステージの特徴と対応

	無関心期「まだ始める気になっていない」	関心期「必要性は感じているが実際はまだ始めていない」	準備期「試してみたが，継続できていない」	実行期「始めているがまだ6カ月未満」	維持期「6カ月以上継続できている」
対象者の言動・セリフ	・早くしろ！ ・話はいいから！ ・わかっている！	・迷っている ・言い訳が多い ・メリットはわかるけども，始める自信がない	・続かない ・続ける自信がない	・5階までは階段を使っている ・朝の犬の散歩 ・休日は水泳	・やるのがあたりまえですよ ・別に苦にならないよ
対象者への対応	・無理に情報提供はしない ・はじめに承諾を取る（ちょっとお話ししていいですか？）	・できていること，できていないことを聞く ・過去の成功体験を聞く ・何に興味があるかをそれとなく聞き，さりげなく提案する	・やろうと思う気持ちをほめる ・できていることをほめる	・阻害要因，中断理由の防止策を聞く ・記録をつけるなど，継続できるコツ	・できていることを賞賛する ・継続のコツを聞く
Don't	・長すぎる説明 ・患者さんにとって聞かれる理由がわからない質問をする（今日，検査値いかがでしたか？：何で薬局で薬以外のことを聞かれるのか）	・情報を押しつけてしまう ・一度にたくさんの情報を伝える	・それだけではまだ不十分だという ・高すぎる目標を掲げる ・ここまでやってると患者さんがいっても，できたことを認めない	・できているといってもほめない ・できなかったことにフォーカスする ・維持期に行く前に，さらに負荷をかける	・できていると決めつけてしまい，何も聞かない

4 患者さんの生活環境と心の準備状態を分析する

　普段から，患者さんの生活環境を聞いておくことが，支援の第一歩になります。一人暮らしなのか，家族と暮らしているのか，奥様は協力してくれているのかなど，話してくれたときは必ず薬歴に残しておきます。これは，糖尿病患者さんは周囲に支援してくれる人（家族や友人）がいるほうが良好な血糖コントロールを維持し，健康的な人生を送れることがわかっているからです。もし，支援してくれる人があまりいない独居の方でも，せめて薬局の薬剤師が微力ながらも支援できることはあるはずです。また，自宅の周囲に運動

Column

糖尿病患者さんからのよくある質問⑤

運動してもやせないのはなぜ？

　運動で消費できるエネルギーは，患者さんが思っているよりもずっと少ないです。目安として30分程度の散歩だと，100kcal程度の消費にしかなりません。ジュース1本200kcal，ケーキ1個300kcal，メロンパン1個500kcalなどの目安を伝えると驚かれ「運動しているのに，痩せない理由がわかった」と言われることも少なくありません。

　例えば，メロンパンを消費するためには，2時間半も散歩しないと消費できないという計算になります。

　運動を行うことで，もちろん体重を減らすことはできますが，患者さんが期待するほど運動による消費エネルギーは大きくないようです。運動せずに食事制限だけで減量すると筋肉が細くなり，基礎代謝が低下するために痩せにくくなるといわれています。

　運動を行いながら，食習慣を変えなければ体重は減りにくいようです。また，減量の研究から，自宅で毎日体重を測ることと，体重や食事を記録することが減量につながることが明らかになっていることを患者さんに伝えることもあります。

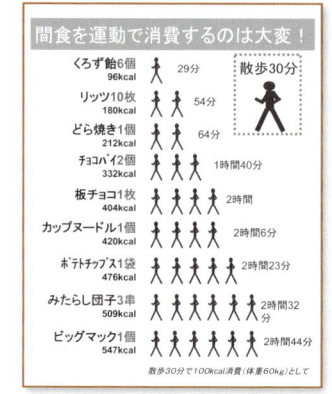

間食を運動で消費するのは大変！

食品	散歩時間（散歩30分）
くろず飴6個 96kcal	29分
リッツ10枚 180kcal	54分
どら焼き1個 212kcal	64分
チョコパイ2個 332kcal	1時間40分
板チョコ1枚 404kcal	2時間
カップヌードル1個 420kcal	2時間6分
ポテトチップス1袋 476kcal	2時間23分
みたらし団子3串 509kcal	2時間32分
ビッグマック1個 547kcal	2時間44分

散歩30分で100kcal消費（体重60kg）として

間食での摂取エネルギーを運動で消費した場合の資料の例

できる場所や施設があるのかなども，運動について相談されたときには確認し，必ず薬歴に記録を残します。

患者さんの状況分析

患者さんが"すでにできていること"，"できそうなこと"，"やりたくないこと"を調べて，患者さんが"できそうなこと"のみを支援します。"すでにできていること"については，認めてほめて，継続するように促します。"やりたくないこと"は無理に勧める必要はありません。やる気がなければ，患者さんが実際に実行することはあまりありませんので，無理に勧めても効果が期待できないからです。

患者さんの状況分析とは，前述した変化ステージの分類にあたります。どの分野のレディネスができているのかを分析して，患者さんと対話を行うという意味です。事前に待合室で**表7**のような表に記入してもらって，投薬時のアドバイスに活かすことも有効です。

表7．患者さん状況分析

変化ステージのどこにいるかを確認できないときに，以下の質問を使ってみる

		するつもりはない（無関心期）	するつもりはあるが自信はない（関心期）	がんばればできそう（準備期）	できている（実行期・維持期）
食事	間食をやめる・減らす				
	野菜を先に食べる				
	炭水化物を減らす				
運動	階段を使う				
	毎日の歩数を増やす				
	筋トレをする				
節酒	飲む量を減らす				
	ノンアルコールビールにする				
	休肝日を作る				

・横4つの空欄のうち左右2つ（するつもりはない・できている）にチェックがついている項目は触れません。「がんばればできそう（準備期）」か「するつもりはある（関心期）」について患者さんと相談します。こうすることで相談する時間を短縮できます。

第5章のまとめ

★ 行動変容モデルでは，患者さんの行動変容には，心の準備状態（レディネス）により「無関心期」，「関心期」，「準備期」，「実行期」，「維持期」の5段階

★ 「無関心期」は，無理に情報提供はしない。パンフレットを渡すなど軽くノックはしておく

★ 「関心期」は，現在「できていること」と「できていないこと」を聞いてみる

★ 「準備期」は，実行する「自信」がないので，「自信」を高めるようなアプローチを心掛ける

★ 「実行期」，「維持期」は，療養行動の継続のコツを聞いてみる

参考文献

1) 坂根直樹：糖尿病患者教育プログラム．日本臨床，66(7)：93-99, 2008
2) 坂根直樹，他：地域における糖尿病対策の新たな展開．糖尿病，44(7)：587-591, 2001
3) 坂根直樹：医療面接技法とコミュニケーションのとりかた．メジカルビュー：56-81, 2009
4) 松本千明：健康行動理論の基礎，pp29-35, 2002, 医歯薬出版
5) 岡田浩：糖尿病薬物療法の管理，pp364-369, 2011, 南山堂
6) 岡田浩，坂根直樹：患者さんの心をつかむ情報伝達法．Clinical Pharmacist, 3(3)：417-421, 2011

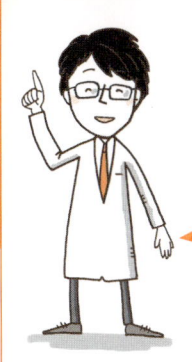

第 6 章
患者さんの性格に合わせた対応，性格タイプ別アプローチ

> **Point**
> - 4つの性格タイプ（4色）に分けることで，コミュニケーションを円滑にできる
> - 自分の性格タイプ（色）と相手の性格タイプ（色）を知ることで，コミュニケーションを考える上でのヒントになる
> - 患者さんとの関係だけでなく，薬局内の人間関係の円滑化にも役立つ

1 性格タイプ別アプローチとは？

　薬局での服薬指導においては，薬の作用，服用方法，副作用の説明や併用薬の確認などを行うことが必要ですが，糖尿病患者さんのような慢性疾患の患者さんの場合，それだけでなく患者さんにやる気を起こさせる会話術が求められます。糖尿病患者さんは，薬や療養行動に対する不安だけでなく，治癒することのない疾患を抱えて生きなければならないことに対する心理的な負担を感じていることも少なくありません。このような患者さんに対して，薬局の薬剤師も患者さんとの信頼関係を築き，支援していくことがこれから求められていくはずです。ここでは，患者さんとの関係を築く上で重要になってくる，患者さんの性格に合わせたアプローチの方法について学びます。

1-1 怒り出す患者さんへの対応（赤色タイプ）

▼失敗例

　途中で怒り出す患者さん

薬剤師：お待たせしました，今日はどうされましたか？

患　者：どうされたって，薬をもらいにきたにきまってるだろ（しかめっ面でお金を握って立っている）。

薬剤師：えっと……（ちょっとあわてて），この薬は血管を緩めて血圧を下げる薬で，1

日1回朝食後に飲んでください。30日分なので30錠あります（おそるおそる説明する）。次に，この薬は血糖値の上昇を抑えて……。
患　者：前回と同じだろう？　そんな説明はいちいちいいから，早くしろ！（イライラしたようすで）
薬剤師：前回から飲み始めたこの薬で，気になるような体調変化や副作用はありませんでしたか？（おどおどしながら）
患　者：そんなことあるわけないだろ！　あったら今日もらうわけないだろ！　いくらだ？（薬袋を薬剤師から奪い取る）
薬剤師：△△円です。
患　者：同じなのに説明なんて，時間の無駄だ！

　この場合，患者さんの怒りだす理由は，待たされたことにあります。患者さんは，病院・診療所と同じことを聞かれ，確認のためであっても，同じような説明を受けることに納得できないことは容易に想像できます。特に，上記のような赤色タイプの患者さんの場合，合理的であるだけに，薬局で薬剤師が投薬することにメリットを感じていない場合，時間のほうがより重要であり，場合によっては怒りだすことにつながります。

　待合室で時計を気にしているなど急いでいる様子が見てとれるならば，あらかじめ一声かけて「お急ぎの様子なので一つだけ確認させていただけますか？」など，相手に許可を求める言葉をつけて質問するとスムーズにいくことが多くなります。また，一度に全部済ませようとせず，説明できなかった点については，次回の予告をしておき，短時間でも一つずつ説明していくこともよい方法です。
　赤色タイプの患者さんが説明を嫌がるのは，医薬分業のメリットを感じていないためであることもあります。「どうして，そんなことを話さなければならないのか？」と言われるときは，必ずしも怒っているのではなく，合理的な説明を求めているのかもしれません。すぐに「申し訳ありません」と謝るのではなく，医療上必要な情報を確認していることなどを説明する必要があります。きちんと筋が通っていれば，納得されることが多いこともこのタイプの特徴です。
　また，このタイプは常に自分の番はいつかと待っているので，意外と他の患者さんへの説明を聞いています。合理的な説明や態度が他の患者さんへ影響を与えている場合も少なくありません。他の患者さんへの説明であっても，このタイプの患者さんは，参考になると感じたら向こうから聞いてくる場合もあります。

1-2 性格タイプ別アプローチ

意識の方向と意思決定の手法によって性格タイプを4色に分ける手法があります（**図1**）。

赤色タイプ（外向・論理型）の患者さんは，時間を大切にする合理性が強く，そのため重複した説明や，興味のない薬の長い説明を嫌います。会話の主導権を奪われることを嫌いますので，一方的に長々と話すことを控え，優先順位をつけて話すことが重要です。

黄色（外向・感情型）タイプは，楽しいことが好きな反面，飽きっぽい傾向があります。このタイプは薬の詳しい説明よりは，そのメリットについて説明したほうが興味を持ち，服薬に対する抵抗が小さくなります。

緑色タイプ（内向・感情型）は，おとなしく説明を最後まで聞くこと多く，そのため我慢していることも少なくありません。そのため，本当に気になっていることについて聞けないといったことも起こりえます。このタイプの患者さんは，ゆっくりと受容的な態度で話すことが大切で，ときには疑問点や不安な点がないかこちらから尋ねることも必要です。

青色（内向・論理型）タイプは，データに基づく論理的な説明を好みます。説明を途中で端折ったりすることを嫌い，説明や確認をきちんとしてほしいと考える傾向があります。このタイプは，薬の効果の目安や臨床試験の結果など，数字をあげて説明することで納得感が高まり，そのことが薬剤師への信頼感を高めることにつながります。

図1. 4つの性格タイプ

緑色タイプ
特徴
- 人の話をよく聞く
- 協力的
- 寛容さ
- 感受性が高い

弱み
- 自主性に欠けてみえる
- 過度に依存する
- 優柔不断にみえる
- 落ち込む

黄色タイプ
特徴
- 社交性がある
- 活動的
- 感情を外に表す
- 話し好き

弱み
- 八方美人的
- 慌てやすい
- 衝動的にみえる
- 熱しやすく冷めやすい

青色タイプ
特徴
- 正確な対応
- 計画的な行動
- 根気強い
- 几帳面

弱み
- 批判的にみえる
- ルールや規則に固執
- 頑固になる
- 小さなことにこだわり過ぎる

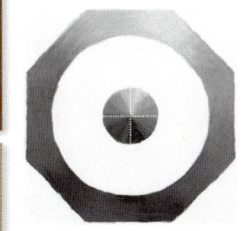

赤色タイプ
特徴
- 客観的
- はっきり主張する
- 意志が固い
- 目的意識が高い

弱み
- 人への配慮が少なくみえる
- 押しが強すぎる
- 攻撃的にみえる
- 寛容さに欠けてみえる

② 性格タイプの見分け方 (図2)

赤色タイプの患者：時間を有効に活用したいという合理性が強く，待合室では立って待っていて，ときおり調剤室を見て進行状況をチェックしていることもあります。薬局に対し二度手間だと感じていて，薬剤師との会話にメリットを感じていない場合は，時間のほうが優先順位が高いため，急がせるような発言をすることもあります。負担金の額を覚えていて，ちょうどの額を準備していることも多いです。投薬時には，薬剤師から細かな質問をされるのを嫌がります。服装は，スーツ・ジャケットのことが多いです。

黄色タイプの患者：待合室では楽しそうに隣の患者さんと話しています。しかし，友だち同士なのかと尋ねると，実は初対面だったりします。明るくよくお話しされるが，飲み忘れが多く，「薬ってちゃんと飲んでいるのになぜか余るのよ！　いつも余分に入れてない？」と聞くようなタイプです。服装はカジュアルな服で，ゆったりした服装を好みます。

青色タイプの患者：待合室では，持参した本を読んでいたり，薬局に置いてあるパンフレットなどを読んでいます。病気や薬については，ネットなどで調べていることが多く，知識は豊富です。ときには，ネットや新聞などで知った細かな質問をして薬剤師を慌てさせることもあります。服装は，ジャケットやスーツといったフォーマルな服装をしていることが多いです。

図2. 4つのカラーの見分け方

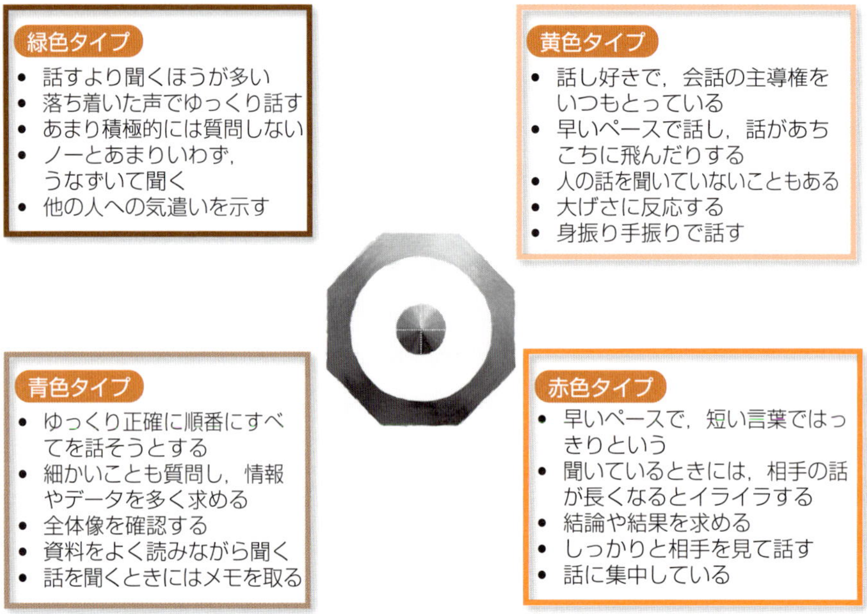

緑色タイプ
- 話すより聞くほうが多い
- 落ち着いた声でゆっくり話す
- あまり積極的には質問しない
- ノーとあまりいわず，うなずいて聞く
- 他の人への気遣いを示す

黄色タイプ
- 話し好きで，会話の主導権をいつもとっている
- 早いペースで話し，話があちこちに飛んだりする
- 人の話を聞いていないこともある
- 大げさに反応する
- 身振り手振りで話す

青色タイプ
- ゆっくり正確に順番にすべてを話そうとする
- 細かいことも質問し，情報やデータを多く求める
- 全体像を確認する
- 資料をよく読みながら聞く
- 話を聞くときにはメモを取る

赤色タイプ
- 早いペースで，短い言葉ではっきりという
- 聞いているときには，相手の話が長くなるとイライラする
- 結論や結果を求める
- しっかりと相手を見て話す
- 話に集中している

緑色タイプの患者：待合室では，患者さんが多く混んでくると高齢者に席を譲ったりしています。答えにくい泌尿器系などの病気のことであっても，薬剤師に尋ねられれば説明するようなタイプの方です。薬がそろわなくて待たせるようなことがあっても，嫌な顔をせずに待ってくれたうえに，お礼を述べられることもあります。ときどき薬局スタッフにお土産などを持ってくるなど，細かく気を遣われる患者さんはこのタイプです。

▼成功例（赤色タイプ）

薬剤師：○○さん，お待たせしました，お急ぎのご様子ですが一つだけ確認させていただけませんか？（テンポよく話す）

患　者：なんだ？（少し当惑した様子で）

薬剤師：前回から処方されているこの薬とこちらの薬の併用で，注意喚起が出ているんですがお聞きになりました？

患　者：どういうことだ？

薬剤師：この薬は，この薬と併用すると効果がいいため，急に血糖コントロールが改善してきた場合，低血糖が増えるんです。

患　者：どのくらいから注意が必要なんだ？

薬剤師：一般に低血糖が増えてくるのは，HbA1c7％未満が目安です。

患　者：ようやく今日，7.5％に下がってきたところだが，どうなんだ？

薬剤師：急に血糖値が改善すると起ることもあるので，念のため低血糖用のブドウ糖をここに入れておきます。

患　者：まだあるけど，もらっとくか。

薬剤師：必要なときはいつでもおっしゃってください。

患　者：わかったよ，ありがとう（少しにやっとする）。

　薬局で，患者さんの性格を考えず副作用を詳しく説明しすぎると，医師から「薬局で副作用について説明されて，患者さんが薬を飲まないと言い出した」などのクレームが来る場合もあります。例えば緑色タイプの患者さんの場合，思ったことをなかなか口に出せず，薬剤師の副作用の説明に驚いても飲みたくないとは言い出せないこともあります。このような患者さんの場合，最後に気になることがないか，こちらから尋ねておくような配慮が必要になります。

▼失敗例（緑色タイプ）

薬剤師：今日は，インスリンを分泌させて血糖値を下げる飲み薬が出てます。

患　者：先生が新しくっていい薬っていうから……。強い薬なんでしょう？

薬剤師：この飲み薬（SU薬）を併用される方は，低血糖を起こすことがあります。

患　者：低血糖って今まで経験したことないんだけど，どんなふうになるの？

薬剤師：お腹が減ったり，冷や汗が出たり，手が震えたりします，そのままにしておくと意識を失って，放置しておくと死んでしまいますから，すぐに対応してくださいね。

患　者：低血糖を起こすと死んでしまうんですか！（青ざめる）

薬剤師：放っておいたらですよ，すぐに対処してください。あと，胃もたれを起こしたり感染症にかかりやすくなったりもします。

患　者：この薬飲むと，低血糖が起こって，胃もたれ，病気になりやすくなるのね（こわごわ薬袋を受け取る）。
（低血糖や病気で死ぬくらいなら，この薬は飲まないほうがましだ）

薬剤師：それではお大事に（満足げに）。

▼成功例（青色タイプへの説明）

薬剤師：今日は，新しい薬が出ていますが，どんなふうに先生から聞いておられますか？

やってみよう！

①薬局のスタッフを色分けしてみよう

薬局内に4色すべてのタイプがそろっていると，バランスがいいといわれています。
管理薬剤師は，管理職なので赤色を使うことが多いです。

②薬局と家庭で自分が使っている色に順番をつけてみましょう

4つの色をすべての人が持っているのですが，その使う色は環境によって違います。職場と家庭でどう変わるのか比べてみましょう。

③自分の色の順番を，家族や薬局のスタッフに見せる

周囲の人が思っている色と違っていることも多いので，フィードバックをもらってみましょう。

患　者：新しい薬で，血糖値がよく下がるって聞いてます，強い薬なんでしょう？

薬剤師：血糖値を下げる力はHbA1cだと0.5〜1％くらいはあります。

患　者：でも副作用も強いのよね？

薬剤師：血糖値が下がってくると，どうしても低血糖も増えます。

患　者：低血糖はまだ起こしたことないわ。

薬剤師：目安としてHbA1cが7％を切ってくると低血糖が増えるようです。心配しなくても，兆候をつかんで落ち着いて対処すれば大丈夫ですよ。

患　者：どんなふうになるの？

薬剤師：お腹がすいたり，冷や汗が出たり，手が震えたり，人によって症状はさまざまです。コツは，おかしいと感じたら絶対に我慢せず，すぐにこのブドウ糖を10g摂ることです。

患　者：低血糖のほかに何かある？

薬剤師：少し風邪をひきやすくなるみたいなので，外出後には手洗いとうがいを心がけてください。あと，胃腸の動きをゆっくりにするので，血糖値は上がりにくくなるのですが，そのぶん早食いだと胃もたれの原因になるので，しっかり噛んでゆっくり食べてください。

患　者：手洗い，うがいとゆっくり食べることが大切なのね，ありがとう。

薬剤師：……（血糖コントロールがよくなればいいなぁ）。

やってみよう！ (図3，図4，図5，図6)

①苦手な人と感じるのは何色ですか？

一般に自分の色と反対側にある色（赤⇔緑，青⇔黄）の人が苦手だといわれています。それは，思考パターン・価値観が異なるから，ある意味当然です。苦手な方は反対側の色ですか？

②苦手だと感じる人に，話しかけてみよう

4つのアプローチ方法を意識して，苦手な患者さんや周囲の人とコミュニケーションをとってみましょう。ゲーム感覚でやっているうちに，だんだん上手になりますよ。

図3. 色タイプごとのアプローチ方法（赤色タイプ）

赤色タイプへの対応

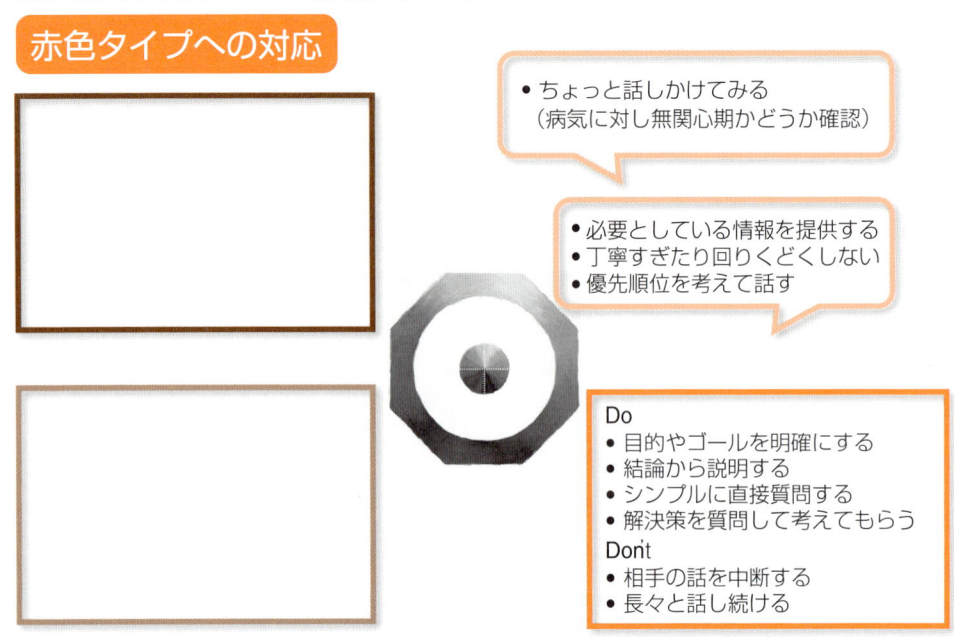

- ちょっと話しかけてみる
  （病気に対し無関心期かどうか確認）

- 必要としている情報を提供する
- 丁寧すぎたり回りくどくしない
- 優先順位を考えて話す

Do
- 目的やゴールを明確にする
- 結論から説明する
- シンプルに直接質問する
- 解決策を質問して考えてもらう

Don't
- 相手の話を中断する
- 長々と話し続ける

図4. 色タイプごとのアプローチ方法（黄色タイプ）

黄色タイプへの対応

- 熱心に聞くが，話がそれたら，話を切っても大丈夫，「先ほどのお話に戻りますが」と戻す
- 情報提供はあまり喜ばない，一つにとどめること
- 楽しそうに伝えると乗ってくる

Do
- 熱意を持って話し，聞く
- 幅広い話題を組み込む
- 相手個人に興味を示すような質問をする
- 意見を分かちあいながら進める

Don't
- 細かい説明に時間をかけ過ぎる
- 話しあう時間を取らない

図5. 色タイプごとのアプローチ方法（緑色タイプ）

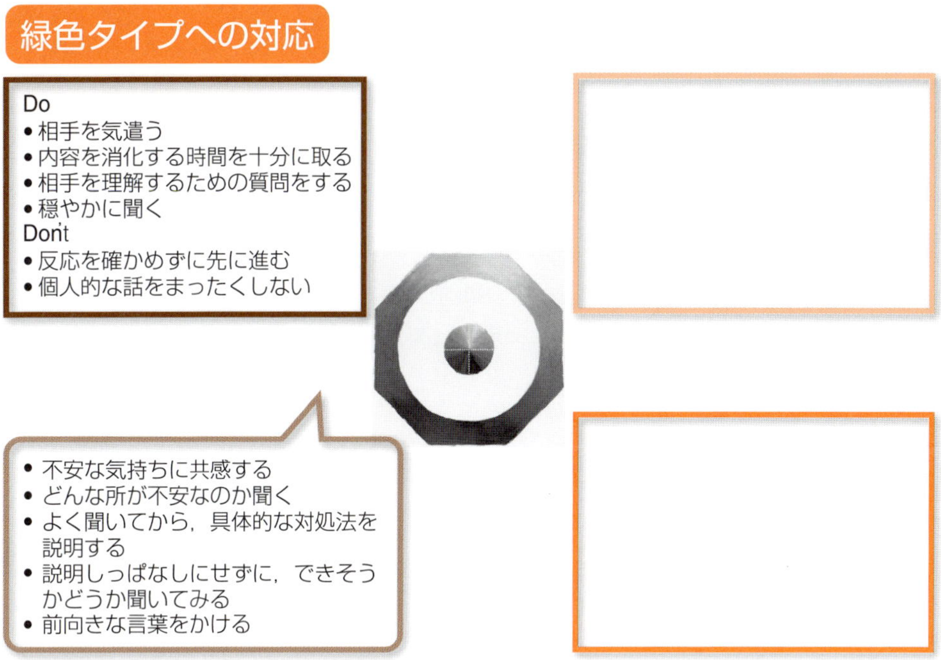

緑色タイプへの対応

Do
- 相手を気遣う
- 内容を消化する時間を十分に取る
- 相手を理解するための質問をする
- 穏やかに聞く

Don't
- 反応を確かめずに先に進む
- 個人的な話をまったくしない

- 不安な気持ちに共感する
- どんな所が不安なのか聞く
- よく聞いてから，具体的な対処法を説明する
- 説明しっぱなしにせずに，できそうかどうか聞いてみる
- 前向きな言葉をかける

図6. 色タイプごとのアプローチ方法（青色タイプ）

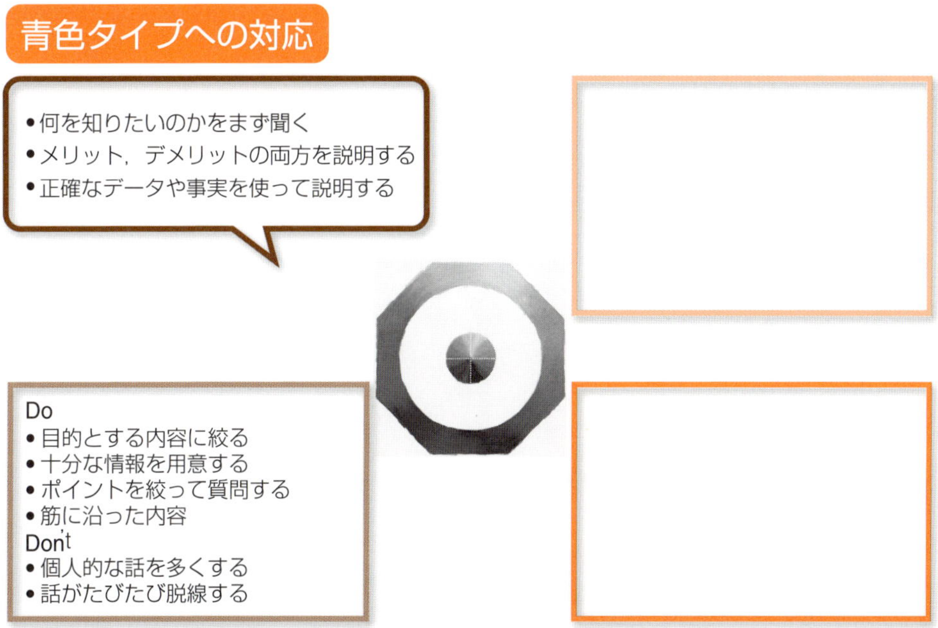

青色タイプへの対応

- 何を知りたいのかをまず聞く
- メリット，デメリットの両方を説明する
- 正確なデータや事実を使って説明する

Do
- 目的とする内容に絞る
- 十分な情報を用意する
- ポイントを絞って質問する
- 筋に沿った内容

Don't
- 個人的な話を多くする
- 話がたびたび脱線する

3 性格タイプアプローチのまとめ

3-1 性格タイプとは？

　性格タイプというとよく耳にするのが外向的・内向的という言葉です。これは，興味や関心の対象がどちらの方向を向いているかを表しています。たとえば，社交的で感情を外に表す人は外向的な傾向があります。慎重でよく観察する人は内向的な傾向があります。

　また，自分の行動について決断するときの傾向から，論理型と感情型にも分けられます。例えば，合理的で目的意識の高い人は論理型の傾向があり，主観的で感受性の高い人は感情型の傾向があります。

　この興味や関心の向かう方向を横軸に，自分の行動を決断するときの傾向を横軸においてそれぞれのエリアの性格タイプを4つのタイプに分けると**図7**のようになります。

3-2 4つのタイプの強みと弱み

　それぞれのタイプの特徴は**表1**のとおりです。特徴は"強み"となりますが，あまりにも表に出すぎると，それは逆に"弱み"になる可能性もあります。つまり，"強み"と"弱み"は表裏一体となる可能性があるのです。

3-3 相手の性格タイプの見分け方

　性格タイプを見分けるために一番大切なことは，対象者の様子をよく観察することです。話しているときの様子，説明を聞いているときの態度やしぐさなどから，ある程度は判断

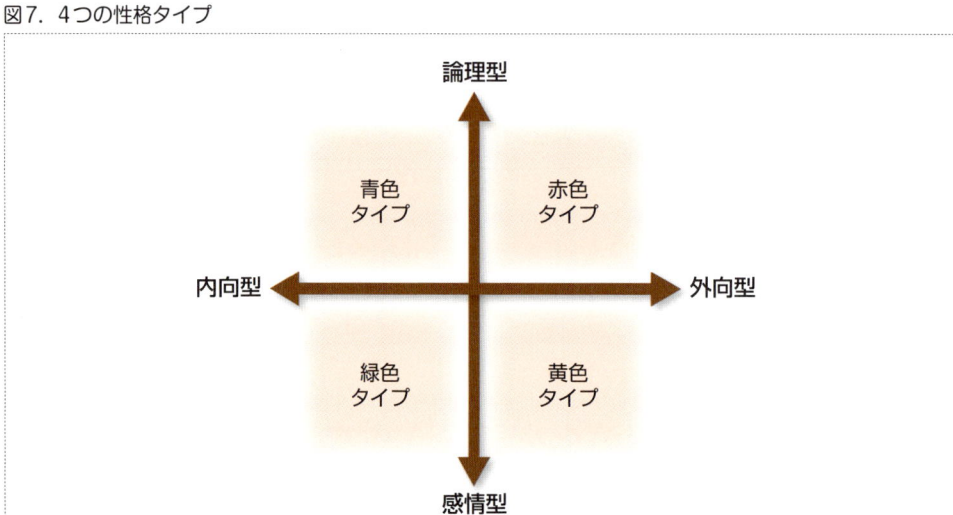

図7．4つの性格タイプ

```
              論理型
               ↑
    青色         赤色
    タイプ        タイプ

内向型 ←――――――+――――――→ 外向型

    緑色         黄色
    タイプ        タイプ
               ↓
              感情型
```

ができます。4つのタイプの特徴を**表2**にまとめてみます。

　話し方・聞き方，しぐさは，黄色タイプや赤色タイプのように外向的な人と，青色タイプや緑色タイプのように内向的な人で特に違いが出てきます。例えば，外向的な人は，人と話すことによって自分の考えをまとめたり，自分の理解したことを整理しますが，逆に，内向的な人は，まずは自分の頭の中で考えをまとめたり，理解したことを整理するのです。したがって，内向的な人には，頭の中で整理するための時間が必要となり，外向的な人に

表1．4つのタイプの特徴と弱み（再掲）

カラー	特徴（強み）	弱みとなる可能性
赤色タイプ	客観的 はっきり主張する 意思が固い 目的意識が高い	人への配慮が少なくみえる 押しが強すぎる 攻撃的にみえる 寛容さに欠けてみえる
黄色タイプ	社交性がある 活動的 感情を外に表す 話し好き	八方美人的 慌てやすい 衝動的にみえる 熱しやすく冷めやすい
緑色タイプ	人の話をよく聞く 協力的 寛容さ 感受性が高い	自主性に欠けてみえる 過度に依存する 優柔不断にみえる 落ち込む
青色タイプ	正確な対応 計画的な行動 根気強い 几帳面	批判的にみえる ルールや規則に固執 頑固になる 小さなことにこだわり過ぎる

表2．4つのタイプの話し方・聞き方としぐさ（再掲）

	話し方・聞き方	しぐさ
赤色タイプ	早いペースで，短い言葉ではっきりという 聞いているときには，相手の話が長くなるとイライラする 結論や結果を求める	しっかりと相手を見て話す 話に集中している
黄色タイプ	話し好きで，会話の主導権をいつもとっている 早いペースで話し，話があちこちに飛んだりする 人の話を聞いていないこともある	大げさに反応する 身振り手振りで話す
緑色タイプ	話すより聞くほうが多い 話すときには，落ち着いた声でゆっくり話す あまり積極的には質問しない ノーとあまりいわない	よくうなずいて聞く ほかの人への気遣いを示す
青色タイプ	ゆっくり正確に順番にすべてを話そうとする 聞くときには，細かいことも質問し，情報やデータを多く求める	資料をよく読みながら聞く 話を聞くときにはメモを取る

は整理するための対話が必要となるのです。その違いが，説明する際に，話し方・聞き方に現れてきます。

3-4　4つのタイプのストレスと兆候

最もよくタイプの特徴が現れるのはストレスがかかっているときといわれています。そこで，4つのタイプそれぞれのストレスと，ストレスがかかったときに現れる兆候を**表3**で確認してみましょう。

ストレスの違いは，赤色タイプや青色タイプのように論理型の人と，黄色タイプや緑色タイプのように感情型の人で大きな違いがあります。論理型の人は，時間どおりに始まり，時間どおりに進み，終わらないとストレスがかかってしまいます。逆に，感情型の人には，すべてが型どおりに進むことを，堅苦しく窮屈に感じてしまいます。論理型の人は，その説明の目的と結論を先にいってもらい，説明には事実やデータを活用すると納得度が上がります。逆に感情型の人は，身近な出来事などをさりげなく話しながら本題に入ると打ち解けて話を聞いてくれます。内容もほかの人の個人的な経験などを紹介するとより身近に感じてくれます。

表3．4つのタイプのストレスとその兆候

	ストレス	兆候
赤色タイプ	曖昧な内容 冗長な説明 手間取っている状態 目的がはっきりしない 焦点がはっきりしない	攻撃的になる イライラする 短気になる 関心が短期の目標になる 結論を急ぎ過ぎる
黄色タイプ	自分のことを取り上げてもらえない状態 会話に参加できない状態 柔軟性を制限されていること 楽しい話題が少ないこと 規則どおりのスローペースで進めること	過剰に反応する 自説に固執する 理屈っぽくなる 批判的になる 反抗的になる
緑色タイプ	突然の変更 タイムプレッシャー デリカシー不足 同時に多くのことを要求する 速すぎるペース	黙り込む 依存的になる 強情になる 過剰なほど慎重になる 受け身になる
青色タイプ	情報不足 内容の乏しい説明 ミスや欠損が多い資料 論理的ではない 気が散る環境	重箱の隅をつつく 疑い深くなる データや事実に固執する 頑固になる 冷たい反応になる

3-5 4つのタイプの対応方法

　対象者の性格タイプを見分けることができたら，次に，4つのタイプそれぞれに効果的な対応方法がどのようなものかを**表4**で確認しましょう。

3-6 4つのタイプの情報提供のポイント

　情報提供をするうえで資料を使うことは効果的です。しかし，単にデータや事実を使えばいいかというとそうでもありません。ときにはデータや事実よりもたとえや個人的な経験をつけ加えることも重要となります。それぞれのタイプに応じた方法を**表5**で紹介します。

　理解を深め納得度を上げるためには，事実やデータは効果的です。ただし，黄色タイプや緑色タイプの人には，事実やデータだけではそっけない印象を与えてしまうので，個人的な経験や身近なたとえを使って，身近に感じてもらう工夫が必要です。

　赤色タイプや青色タイプの傾向の人にとっては，事実は事実であり，データはデータであるので，個人的な意味づけをあまりしすぎないほうがよいです。また，事実・データの整合性がなかったり論理性がないと，全体を疑ってしまいます。ミスプリントなどがある場合も，内容に集中できなくなり，重箱の隅をつつくようになってしまいます。

表4．4つのタイプの対応方法（Dos & Don'ts）（再掲）

	対応方法	
	Do（心がけること）	Don't（避けること）
赤色タイプ	目的やゴールを明確にする 結論から説明する シンプルに直接質問する 解決策を質問して考えてもらう	相手の話を中断する 長々と話し続ける
黄色タイプ	熱意を持って話して，聞く 幅広い話題を組み込む 相手個人に興味を示すような質問をする 意見を分かちあいながら進める	細かい説明に時間をかけ過ぎる 話し合う時間をとらない
緑色タイプ	相手を気遣う 内容を消化する時間を十分とる 相手を理解するための質問をする 穏やかに聞く	反応を確かめずに先に進む 個人的な話をまったくしない
青色タイプ	目的とする内容に絞って，十分な情報を用意する ポイントを絞って質問する 筋に沿った内容	個人的な話を多くする 話がたびたび脱線する

表5. 4つのタイプの情報提供のポイント（再掲）

	情報提供のポイント	
	Do（心がけること）	Don't（避けること）
赤色タイプ	必要最小限の事実・データを明確に説明する データや事実が何に関連しているか明確にする	資料や情報を整理せずにバラバラに渡す
黄色タイプ	身近な例えを多く使う ほかの人の経験やコメントを紹介する	細かい数字を多用する
緑色タイプ	データや事実だけでなく，対象者にどのように関連するか説明する データだけでなく個人の意見やコメントも加える	データ・事実だけで説明を終える
青色タイプ	系統立ててデータや事実を使う たとえを使う場合は事実をできるだけ入れておく	変換間違いやミスプリントをそのまま使い続ける

まとめ

最後に4つのタイプ別にニーズをまとめてみましょう。

赤色タイプは，「目標を明確にして，結果を出したい」

黄色タイプは，「話を聞いてほしい，説明より誰かの経験を聞きたい」

緑色タイプは，「気持ちを察してほしい，思いやりがほしい」

青色タイプは，「しっかりと計画を立てて，きちんと実行したい」

④ 患者さんとの信頼関係構築，マインド，知識，スキル

薬局薬剤師の仕事は，処方箋に基づいて薬を正確に調剤し，説明をして渡すことだけなのか？　これは，私が薬局で働きはじめた頃に抱いた疑問でした。そして，もしそうなら，自分の仕事には社会的に十分な価値があるのだろうか？　という思いも含まれています。

多くの患者さんから話を聞き，教えてもらう経験をするうちに，少しずつ信頼してくれる患者さんが増えていきました。私にとって，仕事への大きな励みにもなりましたし，薬局薬剤師には，超高齢化社会を迎える日本社会にとって大きな可能性があることに気づきました。

しかしその一方で，地域の薬局の仕事には，病院薬剤師とは異なる知識やスキルが必要であるにもかかわらず，それを学ぶ手段が十分にないことにも気づきました。

患者さんから信頼されるためには何が必要なのか，議論と試行錯誤を繰り返し，数年かけて作ったプログラムが3☆ファーマシスト，5☆ファーマシストプログラムです。信頼される薬剤師に欠かせないものは，知識・スキル・マインドだという結論に達し（**図8, 9**），

この3つを同時に学べるプログラムを作り，全国で実施することにしました。

「マインド」とは，薬剤師として人の役に立ちたいという気持ちです。薬局に来ている患者さんのなかには，病院ではなかなか相談できなかったり，自分であきらめられているような方もいらっしゃいます。そのような方であっても，病院よりもずっと敷居の低い薬局であればこそ，相談できることもあります。話を聞くだけでも元気に前向きになれる患者さんはたくさんいます。そのような患者さんに対して，支援していきたいと思えるマインドを伝えたいと思いました。

図8．信頼関係構築のポイント

1．マインド

「○○さんの役に立ちたい！」
（いま，薬局に来ている目の前の患者さん，困っている，不安や不満を抱えているかもしれない患者さん→こういった患者さんは相談しない，もしかしたら放置されているかもしれない）

2．知識

相手のレベルでわかりやすく説明できる。患者さんが本当に必要としている知識は何かをいつも考えている。患者さんが日常接している情報に敏感になる。引き出しを増やす努力を怠らない。

3．スキル

実践しないと身につかない。失敗を恐れずチャレンジしてみる。一度で止めずに，継続することで身につく。

図9．信頼関係構築

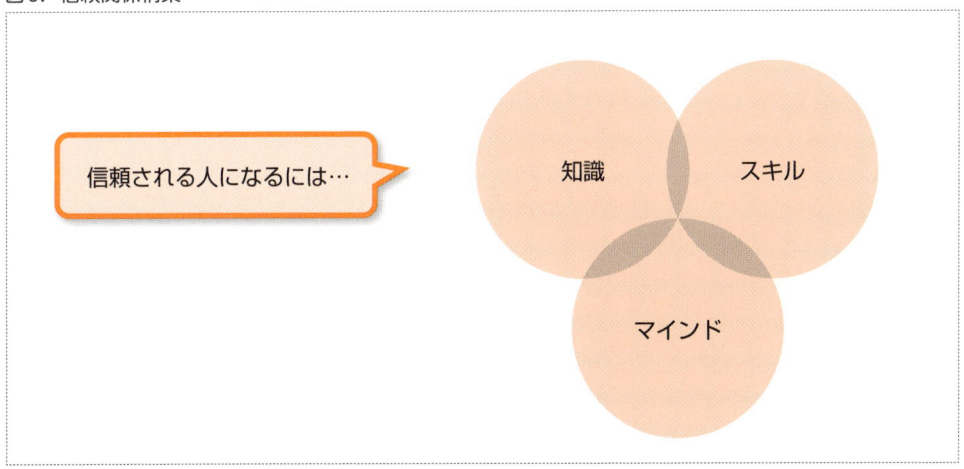

信頼される人になるには…

知識　スキル　マインド

「知識」とは，薬学的な専門知識に限らず，薬局で患者さんが求めるさまざまな身近な健康上の疑問や臨床知識です。製薬企業がスポンサーで行われる薬の講演会では，薬の効果についての専門知識は得ることができますが，それ以外の臨床知識については学べないことも多いので，そういう部分を補完する必要があります。患者さんから信頼を得るには，患者さんから「へぇ～！」と言ってもらえるような知識のストックを作る必要があると思います。

　「スキル」は，本書で紹介した，薬局でいかに患者さんとコミュニケーションを行うかという，伝える技術です。支援しようというマインドと知識があっても，患者さんに合わせて情報を提供できるスキルがなければ，患者さんには届きません。スキルですから，練習すればだれでもできるようになります。薬局で，日々試してみてください。

第6章のまとめ

★ 性格タイプを4色に分ける手法がある

★ 自分が薬局でよく使っている色，あまり使っていない色を意識してみよう

★ 苦手なタイプの患者さんの色を知ることで，コミュニケーションを改善するヒントになる

★ 4つのタイプに，合わせたアプローチ方法を行うことで患者・薬剤師や薬局スタッフ間のコミュニケーションを円滑化できる可能性がある

文　献
1) 坂根直樹, 佐野喜子：質問力でみがく保健指導, pp90-109, 中央法規, 2008
2) 坂根直樹, 佐野喜子：説明力で差がつく保健指導, pp112-124, 中央法規, 2011

Column

糖尿病患者さんからのよくある質問⑤

低血糖って怖いんでしょ？

低血糖の指導で一番気をつけるべき点は何でしょうか？

　私は，「低血糖を起こしたときの対処方法をあらかじめ決めておくこと」だと思っています。低血糖を起こしたことがある場合は，どのような対処をしているのか確認しています。起こしたことがない人には，低血糖が起こりやすい場面（運動後，食事が遅れたり摂れなかったとき）について注意するように話し，対処方法を考えてもらいます。低血糖は薬物療法の重大な副作用ですから，その防止や対処方法を患者さんに伝えることは薬局薬剤師の重要な仕事だと思います。しかし，低血糖をとても怖がる患者さんもいる一方で，自分には起こらないとまったく気にかけない方もいらっしゃると思います。私は，低血糖の予想される頻度に応じて，対処を変えています。例えば，インスリン治療をしている患者さんは，低血糖を一番起こしやすいはずです。例えば，超速効型インスリンを打ってから，電話がかかってくるなどして食事が遅れた場合など，簡単に起こしてしまいます。インスリン治療の患者さんは，ときどきですが低血糖が起こりやすい時間や状況などを尋ねて，振り返ってもらっています。

　経口薬の患者さんは，インスリン治療ほど低血糖の頻度は高くないのですが，血糖値が改善しているときには注意をしています。血糖値が改善していて，SU薬が比較的多めに入っている（アマリール錠だと3mg以上）場合は，特に要注意です。患者さんは低血糖を起こしたことがないので大丈夫だといわれるかもしれないのですが，できるだけ理由を話して，低血糖について話すようにしています。普段は話さない患者さんも，理由を説明すると納得されて，話をされることも少なくありません。

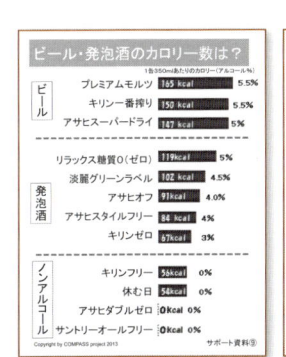

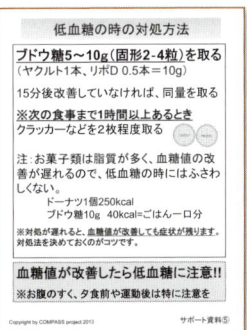

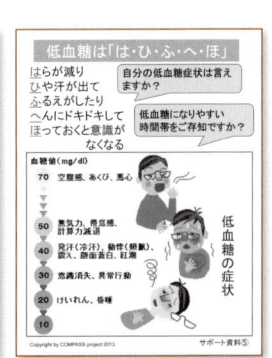

薬局での配布資料の例

Column

糖尿病患者さんからのよくある質問⑥

糖質ゼロとかフリーはどうなんだ？ いいのか？

　近年，健康意識の高まりから，糖質ゼロやフリーといった表示をする食品が増えてきました。それにつれて，薬局でも質問されることが増えているのではないでしょうか。

　私が一番気をつけていることは，せっかく患者さんが興味を持っていることに対して，ネガティブなことはいわないということです。患者さんがわざわざ薬局で質問するということは，何か試してみようかと前向きになっている可能性が高いからです。

　せっかく，療養に前向きに取り組もうとしているときに「そんなものどうせ効果ないです」や「あまりおいしくないらしいですよ」といったネガティブな情報をいってしまうと，せっかくの行動変容の機会を奪ってしまうことになります。

　できるだけ，患者さんの背中を押すつもりで，「間食をゼロのゼリーにして血糖値がよくなった患者さんがいますよ」や「フリーを飲んで，ビールを飲む量が半分になった患者さんがいます」といった情報提供を心がけています。もし可能なら「私は○○よりも，△△の味が好きです」といったメッセージが添えられるとさらにいいです（Iメッセージ）。

　糖質ゼロやフリーの食品は，患者さんが食事や飲酒などを変えてみようという気持ちへの障壁を下げる効果があります（スモールステップ法を参照）。薬局でも患者さんの挑戦を応援してみてはどうでしょうか。

　私は，薬局周辺の近くのコンビニに時々立ち寄って，置いてある0キロカロリー食品や飲料をチェックしています。新製品が出れば，できるだけ購入して味や量を確かめています。

　また，自分がおいしいと感じた，0キロカロリーの「水ようかん」・「わらびもち」・「あんみつ」は，薬局に頼んで置いてもらっています（**写真**）。それは，薬局を訪れる患者さんは高齢者が多いため，コンビニなどに置いてあるゼリー類は口に合わないことが多く，「水ようかん」などの方が口に合うことが多いからです。患者さんから相談されたら，薬局で売っているものや近くにコンビニに置いてあるものを，自分の好みのコメントをつけて紹介しています。

ちなみに，カロリーなどの「含まない」，「低い」については厚生労働省の健康増進法に基づいて規定されています。例えば「**糖質ゼロ**」：糖質0.5g未満，「**糖質オフ**」：5g未満，「**カロリーゼロ**」：5kcal未満，「**カロリーオフ**」：20kcal未満（いずれも100g，100mLあたり）となっています（下表）。

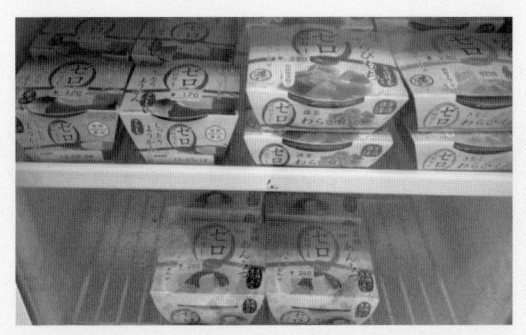

週に1回，働いている薬局で売っている0キロカロリーの「水ようかん」・「わらびもち」・「あんみつ」（あい薬局藤森，京都市伏見区）。もともとコンビニで筆者が見つけたが，手に入りにくいため管理薬剤師にお願いして置いてもらうようになった。

表示	表示の基準（食品100g，飲料100mLあたり）
糖質ゼロ	0.5g未満
糖質オフ	食品：5g未満　飲料：2.5g未満
カロリーゼロ	5kcal未満
カロリーオフ	飲料：20kcal未満　食品：40kcal未満
脂質	ゼロ：0.5g未満　低い：3g未満（飲料100ml 1.5g未満）

ゼロ・オフの基準一覧
まったくのゼロではないが，糖質ゼロやカロリーゼロが血糖値を上げにくいことは間違いないので，まずは試してみてはどうかと勧めることが多い

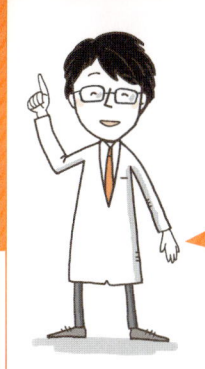

第 7 章 引き出しを増やそう！

Point
- 日頃からTVや雑誌で取り上げられた医療情報に気を配っておく
- 学会や研究会などに参加して最新の臨床知識を得る
- 製薬会社のパンフレットを利用する
- 患者さんからの質問を自分で調べると引き出しが増える

1 はじめに

　薬局では，患者さんは薬に限らないさまざまな質問をします。特に多いのが，検査値などの臨床知識が必要な専門的な情報の解釈についてだと思います。インターネットの普及により患者さんは，医療情報については比較的容易にアクセスできるようになりました。

　しかし，その情報を解釈し，患者さんが求めている情報についてわかりやすく伝えるのも医療者の役割です。薬局薬剤師は，患者さんに身近な医療の専門家として，幅広い質問に答えられるよう，日頃から引き出しを増やす努力を続ける必要があります。この章では，患者さんが欲しいと思う情報へのアクセス方法と，どのようにして患者さんに伝わるように工夫するとよいのかについて，お勧めの方法を紹介します。

2 支援に役立つ情報・知識を収集・整理しておく

2-1 患者さんが日頃接している健康情報を知っておく

　患者さんの健康や医療についての情報源は，断トツの第1位でテレビなんだそうです。一方で薬剤師を含めて医療者は，合わせても10％程度しか使われていないそうです。つまり，ほとんどの患者さんは医療者以外，特にマスコミから情報を得ているのです。

　そのため，健康法についてテレビ番組で紹介された翌日には，それについての質問を受けた方も多いはずです。テレビの健康情報については，どうしてもセンセーショナルなも

のになりがちですし，必ずしも患者さんにとって適当でないこともあります。例えば，最近ではGLP-1関連薬が発売されたときに，まるで夢の糖尿病薬が発売されたような報道がされていました。

患者さんがどのような情報を得ているのか，できるだけふだんから，テレビの健康情報番組と新聞の健康欄は目を通すようにしています。特に，話題になっているダイエット法については，どのくらい効果があるのかなどチェックしておきます。これをしておかないと，質問されたときに長所と欠点について，両面からアドバイスできないからです。ほとんどの場合，論文や学会発表が元になってテレビ報道されているので，面白そうなものは検索して文献を探してみたりもしています。

2-2 情報収集のソース

勉強会・学会に参加する（表1）

情報収集で最も有効なのは，今でも直接話を聞くことです。地域の薬剤師会や製薬会社の提供する勉強会に参加することはとても有益です。しかし，企業が主催する新薬の勉強会などの場合，当然ですが自社製品のアピールポイントを宣伝しています。製薬企業がアピールしたい点以外は，自分で調べないとわかりません。つまり，あまりそのままうのみにはせず，日々の患者さんの話を注意深く聞くなかで判断していくしかないのです。

また，学会などが主催する研修は，参加費や旅費など費用はかかりますが，そのぶん講師の質も高く有益です。「日本プライマリ・ケア連合学会」のプライマリケア薬剤師，地域糖尿病療養指導士（LCDE）など，薬局薬剤師でも受講・資格取得ができるものも次第に増えてきています。最近はほかにも，さまざまな学会がワークショップなど体験型のプ

表1．薬局，薬剤師が参加して，学べることが多いと感じる学会

学会名など	特　徴
日本糖尿病学会	全国・地方会がある。学会員でなくても発表できる。糖尿病はチーム医療が進んでいるため，コメディカルの参加が多い。
日本くすりと糖尿病学会	糖尿病にかかわる薬剤師の学会。参加型プログラムが豊富。2012年に設立された比較的新しい学会。
日本プライマリ・ケア連合学会	全国・地方会がある。参加型プログラムが豊富。多職種が参加することも魅力。プライマリ・ケア認定薬剤師制度あり。最近Web講座も開始された。
日本医療薬学会	病院薬剤師が中心だが，熱心な参加者が多い。専門薬剤師を認定している学会。
日本薬局学会	チェーン薬局薬剤師の発表が中心。発表は薬局の取り組みが多く，参考になる。
日本薬剤師会学術大会	全国から多くの薬剤師が参加するため，注目度も高い。

ログラムを用意しています。それらに積極的に参加してみるのもいいと思います。3☆・5☆ファーマシスト研修もその一つですが，従来の知識偏重から知識とスキルの両方を学べる研修が増えてきたことは，歓迎できる大きな変化です。薬局の薬剤師が学び，患者さんに対して力を発揮できる機会が増えてきたと感じています。

　糖尿病の関連の学会として，薬局薬剤師が参加しやすく，敷居が比較的低いのは「日本糖尿病学会」の地方会と「日本くすりと糖尿病学会」だと思います。「糖尿病学会」は，5月に全国から集まって行われる年次学術集会と地方会があります。どちらも，学会員でなくても演題を出すことができます。地方会のほうは，発表がコメディカル中心ですし，交通費も近場でかからないので，気楽に参加できると思います。「糖尿病学会」は薬剤師だけの学会では体験できない，多職種によるチーム医療の重要性を感じられると思います。これに対し「日本くすりと糖尿病学会」は薬剤師が中心の学会です。小さな学会ですが，学会主催のワークショップなど，参加型プログラムがたくさん用意されています。

　学会に参加して，教育講演や参加型プログラムに参加することで，糖尿病患者さんにとって有益な最新情報を得ることができます。

製薬会社の作成パンフを集める（図1）

　製薬会社が作成したパンフレットは患者さん向けですが，最新の情報が入っていますし，説明の方法など参考になることが多いです。お勧めは，所属する予防医学研究室の坂根直樹先生が監修している「運動」（ジョンソン・エンド・ジョンソン社），「食事」（キッセイ薬品），「糖尿病ものがたり」（武田薬品工業）などで，わかりやすいのでよく使っています。

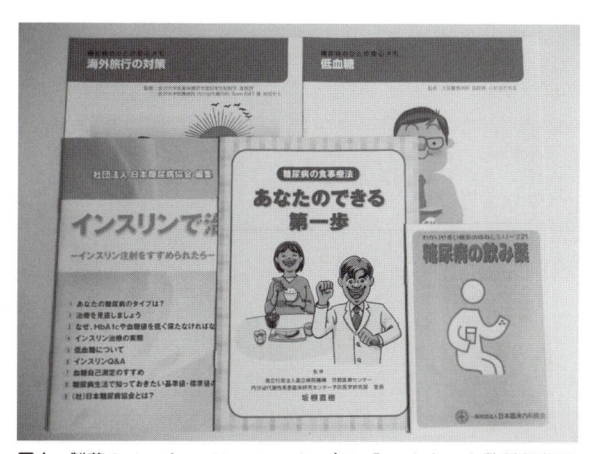

図1．製薬のメーカーパンフレット。気に入ったものを数種類薬局に常備しておくとよい。

また，低血糖やインスリン治療については，インスリンメーカー3社（イーライリリー社，ノボノルディスク社，サノフィ社）が持っているものを，お願いしてもらっておくといいと思います。

　ただ，気をつけておかなければならないのは，書いてある内容をあらかじめ見ておき，必要な部分を使うというようにすることです。パンフレットの内容を全部説明している時間はありませんし，多すぎる（長すぎる）説明は患者さんを混乱させてしまいます。例えば，メトホルミンやαGIについて，低血糖を基本的に起こさない患者さんに対して，パンフレットに書いてあるからといって低血糖の指導をしてしまえば，患者さんを怖がらせてしまいます。こうなると，薬の服用を怖がってしまい，治療を阻害することになりかねないからです。

患者さんからの質問を調べることが引き出しを増やす

　患者さんから教えてもらえることが実は一番勉強になります。患者さんからの質問は，一番の勉強のチャンスです。新人薬剤師のころ，質問されたことは次回来局されるまでに調べて，投薬時にお伝えするようにしていました。そういう経験を持っている方は多いのではないでしょうか？　1年もするうちに，患者さんから聞かれることはだいたい答えられるようになりました。引き出しを増やすには，質問されたら必ず調べて次回必ず患者さんにフィードバックをするだけです。

　また，患者さんから直接教えてもらうこともあります。特に，療養上のコツなどは，患者さん自身が試行錯誤して見つけたものです。これをふだんから集めておき，ほかの患者さんから聞かれたときに流用しています。薬剤師が「間食をやめましょう」と言っても，ほとんどの患者さんは聞き流すだけですが，「血糖値が急によくなった人がいるんです

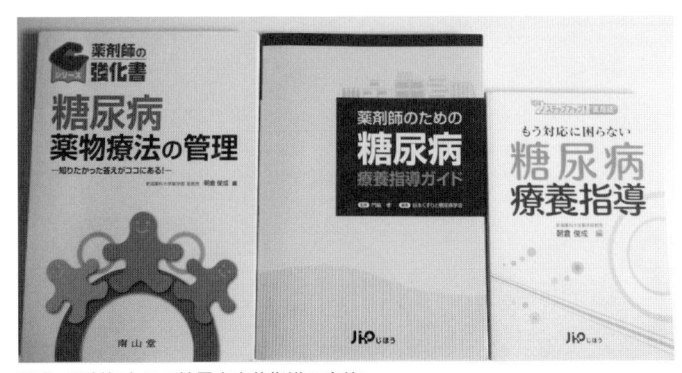

図2. 薬剤師向けの糖尿病療養指導の書籍

けど……」と言ったら興味を持つ患者さんはたくさんいるはずです。

書籍で学ぶ（図2，表2）

　糖尿病の知識・エビデンスについては，「保健指導のエビデンス50」，「エビデンスを活かす糖尿病療養指導」，「糖尿病の患者教育―どうする！？　外来診療教えて学んで疑問に答える」といった本がお勧めです。これらの書籍の著者である坂根直樹先生の本は，患者さんが求める情報を，医療者がそのまま伝えることができるかたちにあらかじめ加工してくれています。情報をどのように伝えるかたちにするのかという点でも，とても参考になります。

　薬剤師としての糖尿病患者さんへの知識・スキルを身につけたいのであれば「糖尿病療法指導ガイド」，「糖尿病薬物療法の管理」，「もう対応に困らない糖尿病療養指導」があります。インスリン治療について，薬局では学ぶ機会がなかなかないかもしれませんが，これらの本には指導のコツや薬剤師だけでなく患者さんにとっても有益な情報が詰まっています。これらの本には，一部ですが私も書かせていただいています。

インターネットで調べる（表3）

　現在だと，これが一番多いのかもしれません。糖尿病関係の勉強会や統計的なデータは『糖尿病ネット』に多くあります。また，薬局でよく聞かれる健康食品については，資料なども含めて『国立健康・栄養研究所』にありますので，まずここを検索してみることを勧めます。

　エビデンスや論文を調べるのであれば，Googleでもいいのですが，どうしてもブログや健康食品の宣伝などが大量に引っかかってきます。そこで，学術情報だけに特化した

表2．薬局で糖尿病患者さんを支援するためのお勧め本10冊

分野	書名	著者，編者
行動理論・エンパワーメント	1. 質問力でみがく保健指導 2. 説明力で差がつく保健指導 3. 糖尿病エンパワーメント　第2版 4. 糖尿病エンパワーメント101のコツ 5. 糖尿病100年の知恵	坂根直樹・佐野喜子 坂根直樹・佐野喜子 石井均 大橋健 岡崎研太郎・大橋健
糖尿病のエビデンス	6. 保健指導のエビデンス50 7. エビデンスを活かす糖尿病療養指導	坂根直樹 坂根直樹
薬剤師としての知識・スキル	8. 糖尿病療養指導ガイド 9. 糖尿病薬物療法の管理 10. もう対応に困らない糖尿病療養指導	日本くすりと糖尿病学会 朝倉俊成 朝倉俊成

『Google scholar』を使うと，論文だけを引っ張ってくれるので，検索がとても楽になります。英語も日本語もどちらも対応してくれていますので，英語が苦手でも一度試してみてください。

　本格的に英語で検索してみるには，キーワードがないと検索できません。そこで『アルク』のホームページ上にある「英辞郎」というWeb辞書が便利です。これでキーワードを検索し，『PubMed』で検索すれば，ほとんどの英文雑誌に掲載された世界中の論文を検索できます。これらの手法の詳細については，2014年より実施する予定の5☆ファーマシスト研修でもお伝えする計画です。

2-3 集めた情報の整理・使い方

集めた情報を共有する

　集めた健康情報は，薬局で回覧するなりファイルにまとめておくと便利です。いつでもコピーして患者さんに渡せるように，あらかじめ数枚用意しておくのもいい工夫です。待合室に資料を置いたり，患者さんに役立つ掲示物があることで，患者さんの健康意識への

表3．お薦めWebサイト

糖尿病資料 ・研修情報：糖尿病ネット ・日本糖尿病協会	http://www.dm-net.co.jp/ http://www.nittokyo.or.jp/
健康食品情報 ・国立健康・栄養研究所 （サプリメント・健康食品の情報ならまずここから）	http://www0.nih.go.jp/eiken/
検索 ・Google scholar （Googleより学術論文を見つけやすい） ・PubMed （キーワードの選択が重要，検索結果の登録もできる）	http://scholar.google.co.jp http://www.ncbi.nlm.nih.gov/pubmed
英語辞書 ・アルク （進化し続けるWeb辞書，用法なども探せて便利）	http://www.alc.co.jp/
その他 ・Pharmacist Net（ノバルティスファーマ） 　（COMPASS研究，薬局取材記事あり） ・3☆5☆ファーマシスト研修/COMPASS研究 　（京都医療センター予防医学研究室） ・Facebook：岡田浩 　（研修・講演などのお知らせと報告について主に上げています） ・Facebook 3スターファーマシスト研修（3☆ファーマシスト研修の活動報告などを紹介しています）	http://phnet.novartis.co.jp/ http://www.yobouigaku-kyoto.jp/ http://www.facebook.com/bufobufo.ok https://www.facebook.com/3starpharmacists

よい効果も期待できます。また，薬局の待合室に拡大コピーして掲示しておくのもいい方法です。

上手に患者さんへ伝える工夫

　資料を渡すときにも，ただ渡すのではなくできるだけ工夫して渡しています。資料をすぐには見せずに，ちょっと見せて話をしてみて，本当に興味を持ったときに渡すようにしています。例えば，「それは，ちょうどいい資料がありますけど，興味ありますか？」（ちらっと見せる）といった感じです。また，資料はできるだけ，線を引いたりコメントを書き加えてお渡しするようにしています。また，付箋を白衣のポケットに常に入れておいて，説明を付箋に書きながら説明した後にお薬手帳に貼りつけるということも，少しでも患者さんの印象に残すためにやっています。

　資料は，毎回一つだけにすることも大切です。情報が多すぎることは，患者さんを混乱させることにもなるので，患者さんが知りたいと思ったことを確認して，その部分だけを説明します。（第4章「情報提供の3ステップ参照」）

オリジナルの資料を作ってみる（図3）

　オリジナルの資料を作るというのも，時間と手間はかかりますが，たいへんよい方法です。患者さんにとっては，薬局オリジナルで作っているというだけで驚かれ印象に残りますし，薬剤師にとっては作ることで自分も知識を得られますし，伝える工夫を自分で考えることになるので，いい勉強になります。私の場合は，患者さんからの質問に答えるかたちで作っていました。患者さんが質問した内容というのは，他の患者さんからも繰り返し尋ねられることが多いことなので，よく聞かれる項目について資料を作っていました。

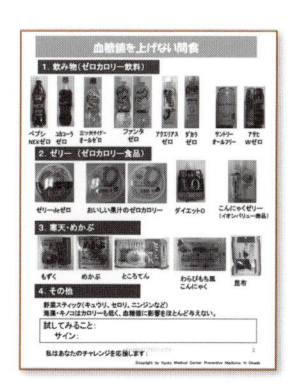

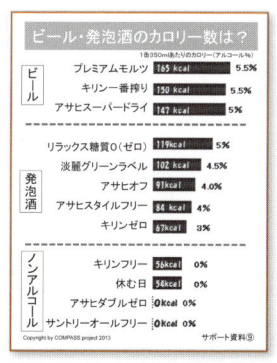

図3．自作のパンフレットの例。COMPASS研究で使用した患者サポート資料。もともと筆者が薬局で配っていた自作資料を変更したもの。写真の食品・飲料はすべて，筆者が購入し味を確かめたうえで作成しているため，患者さんから質問された際には，味や値段まで説明できます

また，できるだけ，質問した患者さんに合わせるため，「みたらし団子」が好きな患者さんには，「みたらし団子」を入れた資料を，薬局で毎回「黒酢あめ」を購入される患者さんには「黒酢あめ」を入れた資料を作ってお渡ししました。

▼**対話例**

患　者：ビールの糖質オフとかいろいろあるけど，カロリーも低いのかな？　もし，効果があるなら代えてみようかと思ってるんだけど……。
薬剤師：発泡酒でダイエットとうたっているのはだいたいですけど，普通のビールの半分のカロリーですね。
患　者：へぇ〜！　そうなんだ，よく知ってるなあ。
薬剤師：ちょうど，ここにビールのカロリーの一覧があるんですけど，興味ありますか？（少しだけ見せる）
患　者：えっ！　そんなのあるの？　もったいぶらないで見せてよ。
薬剤師：今飲んでいらっしゃるのはこちらですから……（資料に丸をつける）。この発泡酒なら半分くらいですね……。
患　者：しばらく，こっちを試してみようかな？　どれがお勧め？
薬剤師：私が全部飲んで写真を撮って作ったんで，味は真ん中のこれがよかったですね。
患　者：えっ！！　これ作ったの。すごいなあ〜。
薬剤師：お役に立てたなら嬉しいです。
患　者：いやあ〜，また教えてよ。今日はありがとう！

書籍で健康行動理論やエンパワーメントを学ぶ

　患者さんに伝えるためにはどんな工夫が必要なのか，看護師さんや栄養士さん向けに書かれた書籍がとても参考になります。薬局で，患者さんとどのようなコミュニケーションをとるのかについて，健康行動理論や性格タイプ別アプローチならば，「質問力でみがく保健指導」と「説明力で差がつく保健指導」を勧めます。本書で紹介した健康行動理論を使った介入手法や性格タイプ別のアプローチ方法についての詳しい解説があります。

　糖尿病エンパワーメントについてであれば，「糖尿病エンパワーメント第2版」，「糖尿病パワーメント101のコツ」，「糖尿病1000年の知恵」といった本があります。

　これら糖尿病劇場（**第3章コラム参照**）を一緒に行っている大橋健先生や岡崎研太郎先生が，エンパワーメントの提唱者であるボブ・アンダーソン博士の著書を翻訳したものです。多くの糖尿病患者さんと医療者とのストーリーが収められており，医療者として共感

する部分はたくさんあるはずです。

サマーキャンプに参加してみる

　第1章でも書きましたが，1型糖尿病の子どものためのサマーキャンプがあり，各都道府県に1つ以上のキャンプがあります。毎年，日本糖尿病協会の「さかえ」という雑誌とWebサイトには各地のサマーキャンプの一覧が掲載されます。

　もし，あなたが薬学生なら，ぜひ夏休みに参加してみることをお勧めします。薬剤師になって参加した場合，あたりまえですが子どもたちを患者さんとして見てしまいがちです。それに対し，大学生のときだと，より人と人の関係になりやすく，同じ年頃の友人として理解しやすいからです。その体験は，薬剤師になってからきっと役立つはずです。

　日本糖尿病協会：http://www.nittokyo.or.jp/

自分で体験してみる（表4）

　自分で体験してみるのは，実はとてもいい方法です。例えば，私が薬剤師になった頃，妻と相談して，夕食に糖尿病食を数カ月間食べていました。それほど大げさなものではなく，糖尿病食の料理の本と食品交換表を買って試してみただけです。ご飯も測って食べてみたので，患者さんと話すときに，だいたいの量を手で教えてもらえば，今でもご飯のg数はわかるようになりました。それに，1単位80kcalがどのくらいの量なのかなども，こ

表4．自分で試してみる項目の例

食事	運動
1. ご飯の量を計って食べてみる	1. 歩数計を付けてみる
2. 減塩法を試す（レモンを使うなど）	2. 普段からスニーカーを履く
3. ゼロカロリー食品を試す	3. 駅では階段を使ってみる
4. ゼロのビール風味飲料を試す	4. 電車では座らないで立ってみる
5. 野菜を先に食べてみる	5. 寝る前にストレッチを試す
6. お弁当のカロリー表示を見てみる	6. ヨガ教室に通ってみる
7. お弁当の炭水化物量を予測してみる	7. ジムに通ってみる
8. おやつのカロリー数を予測してみる	8. 近くの公共の運動施設に行ってみる
9. カロリーの低いおつまみを試す	9. 一駅前から歩いてみる
10. 間食をしばらくやめてみる	10. ジョギングシューズを買ってみる

のときの経験でずいぶんわかるようになりました。

　また，運動では，私は患者さんに歩数計の使用を勧めることも多いのですが，歩数計をポケットから取り出して見せていました。それは，そうすると患者さんが一番興味を持つからでもあります。実際につけてみると，歩数が増えるのが楽しくなるということを体験するのも，患者さんに説明するうえで大切だと思います。同様に，ふだんから歩きやすいスニーカーを履くようにしていますし，駅ではエスカレーターは使わず階段を使っています。実際に自分が試すことで，患者さんとの話題につながると思っています。

第7章のまとめ

- ★日頃からテレビや雑誌で扱われる医療情報に気を配っておくと，患者さんが気にしている（薬剤師に質問する）医療情報について理解しやすくなる
- ★学会などに参加して最新の臨床知識を得ることで，最新の医療情報だけでなくスキルまで学ぶことができる体験型の研修が増えている
- ★製薬会社のパンフレットを利用することで，短時間でも効果の高い指導が可能となる。パンフレットはわかりやすく工夫されているため，読むことでわかりやすい説明のヒントとなることも多い
- ★患者さんからの質問を，本やインターネットを使って自分で調べると，引き出しが増える
- ★患者さんに勧めるような項目については，自分でも試してみる

Three-star Pharmacist ★★★

Column

会ってみたいと思っている人に偶然出会う②

　この人に会ってみたいなと思っていると出会ったという体験について第3章で書きました。実は，海外でも同じような体験をしました。

　2011年に長野県上田市で，「オーストラリア薬剤師会のOTC研修プログラム」が実施されるという案内を，偶然Facebookで見つけました。上田薬剤師会の飯島康典会長と名城大学の坂巻弘之先生が実施するというワークショップでした。COMPASS研究は，オーストラリアの研究をモデルにしていましたので，オーストラリアの薬事剤師教育システムにはとても興味があり，まったく知り合いなどもなかったのですが，すぐにそのワークショップに参加してみることにしました。

　ワークショップには，オーストラリアから4人の講師の先生が来られていました。その先生方が，それぞれ4つのワークショップを行うのですが，心理・コミュニケーションを担当したAbilio Neto博士のワークショップは特に印象深いものでした。それは，薬局内でのやり取りをシナリオを使って演じてもらい，ディスカッション後に解説するというスタイルでした。一番驚いたのは，私が当時興味を持っていた薬局でのコミュニケーションについてAbilio先生が解説したときです。先生が紹介した研究の成果は，ほとんどが私が知っている内容であることに気づきました。また，図表などに覚えがありました。

　実は，ワークショップに参加する前日，それらの論文について上司の坂根先生とディスカッションしたばかりだったからです。薬局でもこんな実践的な研究ができるというのはすごいなと思い，薬局のことをわかっている心理の専門家っていったいどんな人なのかなと思っていた矢先だったのです。Abilio先生自身は薬剤師ではなく心理学者なのですが，ご両親が薬局薬剤師だったそうです。お会いすると「両親はいつも地域の人から頼りにされていたし，私も薬局薬剤師の仕事はとても大切だと思っている」といつもお話しされます。

　後から知ったのですが，Abilio先生は心理の専門家として薬局での心理学・健康行動理論の成果を薬局薬剤師の研修プログラムに取り入れた，非常に有名な研究者だったのです。

　その年はワークショップを受ける側だったのですが，翌年Abilio先生が上田市でワークショップを行う際，私はAbilio先生とペアを組んで実施する側に回ることになりました。一緒にプログラムを考えて，前半が先生の解説で後半先生は私が作ったシナリオでのワークショップという貴重な経験をさせていただきました。

Abilio先生と私が行った上田市でのOTCワークショップの一場面。薬局での場面を劇で再現してもらっているところ

第7章　引き出しを増やそう！

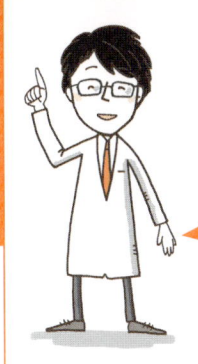

第 8 章 3☆ファーマシストたちの体験記

> **Point**
> - 3☆ファーマシスト研修を修了した3☆ファーマシストたちは薬局の現場で学んだ知識・スキルを活かして活動している
> - 薬局で患者支援を行うことで，患者さんと薬剤師の信頼関係が構築され，このことは薬剤師の仕事への動機づけにもなり，患者さん側だけでなく薬局全体にとってもメリットがある
> - 患者さんからの感謝の言葉は，薬剤師のやりがいを向上させる
> - 患者支援を薬局で行うことは，薬局の業務上にもメリットがある

1 3☆ファーマシスト研修の開始と現在

　3☆ファーマシスト研修は，体験版を2012年の春，大阪・神戸などで実施しました。その後，2012年11月からチェーン薬局の社内研修としてスタートし，すでに24名の3☆ファーマシストが誕生しています。さらに，2013年の9月より，東京・大阪・福岡の3都市で，会社単位ではなく個人参加によるオープンコースを毎月実施することになりました。3☆研修を受講し認定を得た3☆ファーマシストたちから，研修後に経験したことや感じたことをレポートしてもらいました。

　また，5年前より，パートで週に1回程度働かせていただいている薬局について紹介してもらいました。もともと，服薬指導にとても熱心な薬局だったのですが，少しずつ，さらに一歩踏み込んでスタッフ全員で患者さんを支援する薬局になってきていると感じています。この薬局の変化について，事務・薬剤師・患者の3つの立場からコメントをいただきました。薬局で患者支援を行うことで，患者さんだけではなくスタッフや薬局にとっても大きなメリットがあることが理解していただけるのではないかと思います。

❷ 3☆ファーマシスト研修受講後の体験記

3☆ファーマシスト研修を受講して

患者さんの気持ちの変化を実感！

松澤　京子さん（1期生）

　受講して最初に強く印象に残ったのは，患者さんのニーズに合わせた対応をし，あくまでも「指導ではなく支援である」ことでした。患者さん自身が自分の病気に向きあい考え，実行してもらうことのお手伝いを，私たちができることだと気づけたことが良かったです。

　糖尿病の患者さんで，生活背景を確認したうえでハードルを下げて長く続けられることを一つだけ提案，次回できたかを教えてもらうよう伝え，再来時にできたことを自ら報告，ほめて一緒に喜ぶと嬉しそうにしてくれました。そういう患者さんが少しずつですが増えてきていることが嬉しいです。また，毎回ほとんどしゃべらない患者さんに「何か気になることがあればいつでも声をかけてください」とだけ軽くノックし続けると，少しのきっかけで自ら少しずつ話をしてくれるようになりました。

　支援したい気持ちで対応することで患者さんの気持ちが変わることを実感し，これからも続けていきたいと思います。

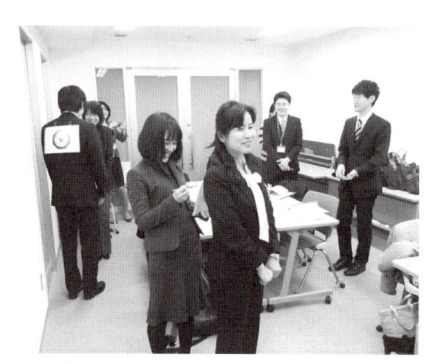

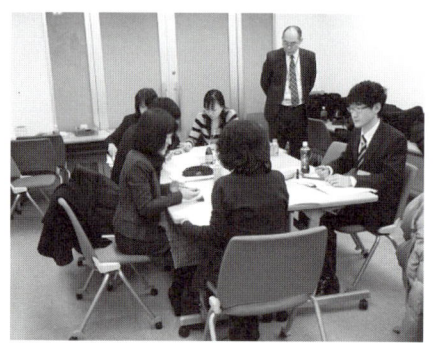

3☆研修はちょっとしたゲームやロールプレイなどを使い，翌日から薬局で使えるスキルを身につつけるような体験型の研修です

学んだことを周りに伝え発展させたい！

花野　郁子さん（1期生）

　3☆ファーマシスト研修を受講し，糖尿病のみならず慢性疾患を抱える患者様にとって，薬局薬剤師だからこそできる役割を学ぶことができました。患者様が少しでも意欲を持って糖尿病と上手につきあっていけるように，今までの服薬指導だけでなく，より個々の生活にあった療養支援を考えるようになりました。

　その結果，患者様が「実はね……」と話しはじめてくださったり，相談を打ち明けてくださる機会が増え，笑顔で対話できる患者様が増えたように思います。毎週，毎月来なければいけない場所だからこそ，薬局は最も信頼して相談できる場所でありたいと思っていた私にとっては大きな成果です。

　なおかつ，糖尿病そのものの改善に大いに貢献できる手法なので，薬剤師全員が身につければ，薬局は患者様にとって欠かせない存在となれるのではないかと思っています。これを目指して，これからも研修で学んだことを周りに伝え，発展させていきたいと考えています。

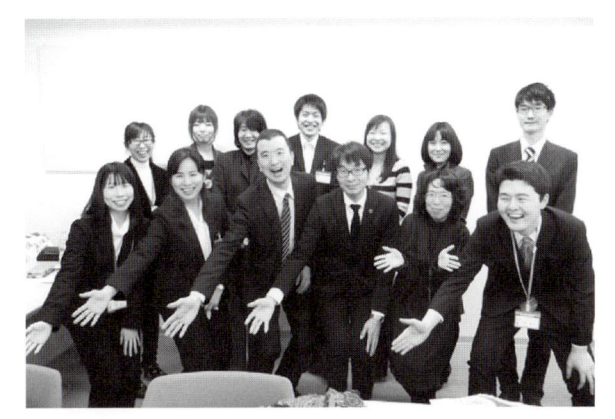

3☆ファーマシスト1期生

患者さんの意識が前向きに変化！

土井　崇さん（2期生）

　3☆ファーマシスト研修を受講後に，私が目標としたのは，患者さんに前向きに治療に向かってもらえるような「心の変化」を促す支援をできるようになることでした。

　ある患者さんに聴き取りをしたところ，HbA1c7.4％，膝関節の持病・間食癖（甘納豆・せんべいなど）があることがわかりました。まず数値の把握ができていることをほめ，患者さんの治療に対する気持ちを上げるようにしてみました。そこから間食の減量を提案してみたところ，間食の量が一目でわかるように大袋のお菓子を1日分に容器に分ける方法を試してみることになりました。

　その2カ月後，患者さんは血糖値が良くなり，ご機嫌な様子で来局されました。患者さんは「お菓子の小分けを実施してから初めの1週間くらいは量を戻そうと迷ったが，今はその量も気にならなくなった」とお話しされました。さらに，「実は最近もう少し量を減らすようにしている……」と患者さんの生活改善について前向きなお話をいただけました。また実施内容を医師に褒められたようで，それも患者さんにとって嬉しかったようでした。

　次のステップに自発的につながり，患者さんの治療意識に変化を与え，医師との関係も良好になっている良い例をさっそく実感できました。

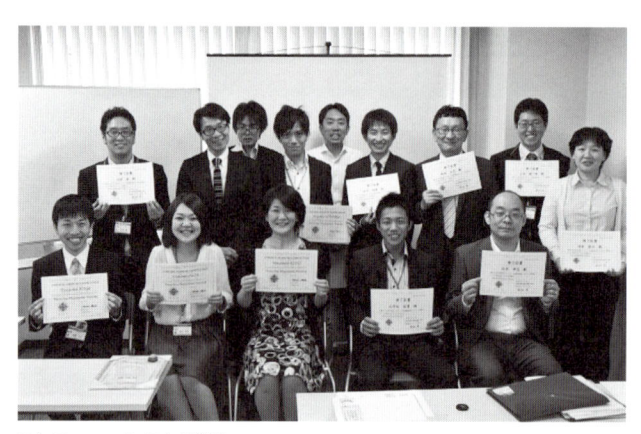

3☆ファーマシスト2期生

③ 薬局で患者支援を行うことのメリット

　今でも週に1回，私は京都府伏見区にある糖尿病専門クリニック（大石内科クリニック）の隣にある薬局（あい薬局藤森）で，パート薬剤師として働いています。京都医療センターの近くでもあるため，処方箋の半分が京都医療センターから，残りの半分は隣の大石内科クリニックからのものです。そのため，薬局に来られる患者さんの半数以上は糖尿病患者という少し特徴のある薬局です。

　この薬局でパート職員として働きはじめたのは，京都医療センター臨床研究センター予防医学研究室の研究員になった2008年からです。当時から服薬指導にとても熱心に取り組んでいる薬局でした。総合病院の近くでもあるため，在庫している薬の数も多く，京都医療センターからの処方は複雑で手間のかかる処方が多いことがわかりました。しかも，どの薬剤師も薬についてとてもよく勉強しており，患者さんから「いつもよく説明してくれてありがとう」と言われている薬局でした。近年は，より患者さんを支援できる薬局を目指して，学会発表を行ったり，スタッフ全員で認知症サポーターを取得したりするなど，薬局スタッフ一丸となって患者さんを支援する活動を行っています。

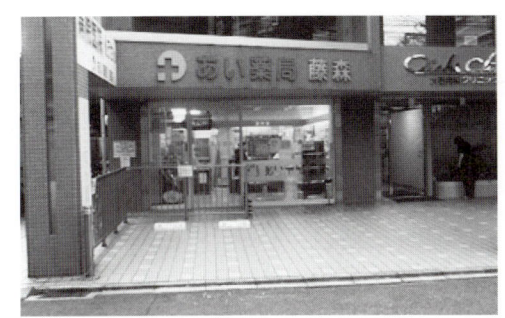

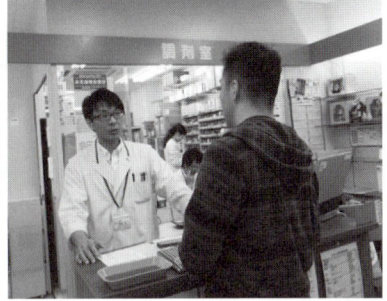

あい薬局と大石内科

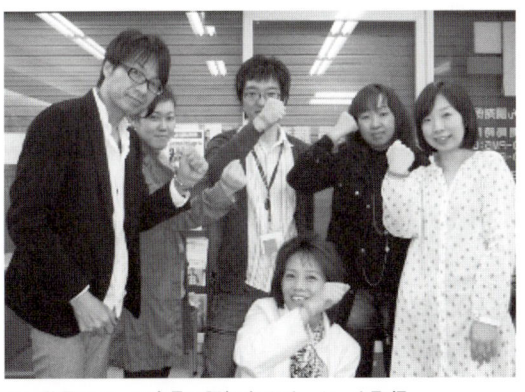

あい薬局スタッフ全員で認知症サポーターを取得

3年間で11名の認知症疑い患者さんを見つけていることがわかり，学会発表の後，そのことを論文にしました。薬局での認知症患者さんを支援する目的で「認知症サポーター」を薬局スタッフ全員で取得しました。

薬局で患者支援を行うことは，現在ではまだ一般的ではありませんし，薬局にとって収益につながらないうえに，手間ばかりかかると思われる方も多いと思います。しかし，決してそういうことはなく，実際に薬局で患者支援を行うことで患者さんから感謝され，その声が医師へ届くことで連携がスムーズになり，患者さんからの感謝の声は薬剤師の仕事へのやりがいへつながっています。また，患者さんとの関係が良好になり，患者さんは待ち時間について苦情をいわなくなりました。薬の数が合わないなどのトラブルも極端に減っているそうで，薬局全体としてもメリットが出ています。これも，ふだんから薬剤師が患者さんとしっかりと信頼関係を築いているからだと思います。

　ここでは，隣接する大石内科クリニックの院長の大石まり子先生，あい薬局の薬剤師河本一真さん，事務の武内歩さん，そして患者さんの声をご紹介します。

地域医療の一翼を担う新しい薬局に期待

糖尿病専門・大石内科クリニック　大石　まり子先生

　あい薬局では，「患者さんのためになることを」という目標のもと，スタッフの皆さんが前向きです。服薬指導には当初より熱心に取り組んでおられましたが，コミュニケーションに力を入れるようになり，患者さんとの関係がさらによくなったように感じています。

　慢性疾患の患者さんにとって，医師・看護師以外に相談できる場所があることは安心感につながります。また，支援してくれる人がいることは，望ましい療養行動の継続につながるともいわれています。療養支援に熱心な薬局が増えれば，地域全体の糖尿病治療成績も向上するでしょう。

　個々の患者さんに合ったよりよい指導・支援のためにも，薬局の先生方には，ぜひ主治医と情報・治療方針の共有を図ってほしいと願っています。現場から出たアイデアを活かすことで，地域医療の一翼を担う新しい薬局として，ますます発展されることを期待しています。

Three-star Pharmacist ★★★

患者さんの併走者であり続けたい

あい薬局・薬剤師　河本　一真さん

　患者さんを「指導する」のではなく，「支援する」という考え方を実践すると，薬局内に次第に良い変化が起こりはじめました。

　患者さんからの，「いつもありがとう，この薬局にくると勉強になるし，元気になる」という感謝の言葉は，自分にとって何よりも仕事へのやりがいを高めることにつながっていると感じます。他の薬局スタッフも，患者さんが喜んでくれることで，やりがいが増し，それが患者さんに伝わるという良いサイクルが回りはじめていると感じています。

　薬局全体のメリットとしては，患者さんとの関係性が良くなることで，大きなトラブルがなくなったことが挙げられます。例えば，以前ある患者さんとの些細な行き違いから1時間怒られた経験があります。しかし，その患者さんも今ではとても薬局を信頼してくれるようになっています。患者さんの気持ちをしっかりと感じ取ること，支援するという考え方を実践することで，少しずつ良い関係性を持つことができるようになってきたと感じています。

　ほかにも，薬局での待ち時間が長くなってしまい，患者さんから怒られた経験がある方も多いと思います。しかし，今ではそういったこともほとんどなくなりました。それは，多くの患者さんは，多少待ってでも薬剤師と話すメリットを感じておられるからだと思います。そして，私たちも薬局内の無駄な業務は極力減らし，同じ時間をかけるのなら，患者さんと話す時間を増やそうという方向性を持って仕事をするようになりました。

　そうしたことで，患者さんが「またくるから，ありがとう」と笑顔で帰っていかれるのを見ると，とても嬉しい気持ちになりますし，日頃の疲れも飛んでしまいます。

　もし，みなさんがそういう体験をされたなら，どうでしょうか？　すごく嬉しい気持ちになって，心が明るくなりませんか？　それは，すごく大切なことだと思いませんか？　一生懸命，患者さんのために頑張ろう!!　私はそう思いました。

　薬局は単に薬を渡す場所ではなく，患者さんの気持ちに寄り添い，励ますような場所であると感じています。これからも患者さんのために，共に歩む伴走者であり続けたいと思います。

開かれた質問で患者さんが変わる

あい薬局・事務　武内　歩さん

「こんにちは，調子はどうですか？」

患者さんが来局されるとまず，薬剤師がこう尋ねます。体調の変化，ご家族のこと，内容はさまざま。調剤を待つ間，患者さんのそれぞれ気になられていることをお話しされるのが，当薬局でよく見る光景です。

以前は薬についての知識を求めておられる患者さんとそれにきっちり応える薬剤師という印象でしたが，この「開かれた質問」を投げかけることで患者さんとの関係が変わったように思えます。

薬剤師が生活環境などを知ることでより適切な指導ができますし，毎回お尋ねする検査値が単なるデータではないと理解された患者さんは，次回の受診までの目標を立てて治療されるようになったと感じます。

事務は専門的な知識がないぶん，体重が減ったことを一緒に喜んだり，何気ない雑談のなかで患者さんの変化を知ることがあります。

患者さんにより近い立場であるからこそ，事務として役に立てることがあると実感していますし，薬局がいろんな面から患者さんの支えになればと思います。

薬剤師さんの言葉で気持ちが軽くなる

患者　西村　一二三さん

ここの薬局の薬剤師さんは，処方薬の説明を笑顔で，詳しく丁寧に教えてくれます。私のお薬手帳を見て，薬の重複をチェックしてくれたり，ときには，お話ししてくれた内容のメモを手帳に貼りつけて「（主治医の）先生に見せてくださいね」と言ってくれたりもします。処方箋に主治医のミスを発見したときは，すぐに電話で確認してくれるので安心です。

そして，毎回必ず「血糖値，HbA1cはどうですか？」とか「薬の服用後の様子はどうですか？」というように，いつもやさしく聞いてくれます。薬剤師さんが笑顔で話しかけてくれるので，私もいつの間にか笑顔なります。すると，不安だった気持ちが軽くなり，いつも安心して帰宅できます。いつもありがとうございます。

Three-star Pharmacist ★★★

医者とは違う目線で診てくれる薬局

患者　早川　賢さん

　私は10年以上糖尿病と付きあっています。薬局の薬剤師さん，スタッフの方とも長い付きあいです。

　お医者さんとは，かしこまった質問やお付きあいしかできません。しかし，薬局の方とは，世間話や薬を効果的にするためのトレーニングなど，いろんなことを話します。そうすることで，自分自身の目標設定が立てやすくなりますし，次に行くときにはこうなっていたいなどの自分自身ゴールの姿を想像しながら努力をしています。

　しかし，現実はなかなかうまくいきません。それは，自分自身が甘いのでしょう。それでも，そんなときに聞いてもらえるところがあれば，少しは気が楽だと思います。そこが薬局のように思います。薬局は，お医者さんとは違う目線で診てもらえるところのように思えます。

　電子化された社会で，カルテなどはデジタル管理されています。でも薬局では，薬は手渡しですし，服用するのも自分自身で，そこはアナログです。アナログも捨てたものではありません。人間自身がアナログですから，もっともっと活用すべきです。病気とうまく付きあうためのヒントがそこにあるように思います。

　薬局の皆さんこれからもよろしくお願いします。

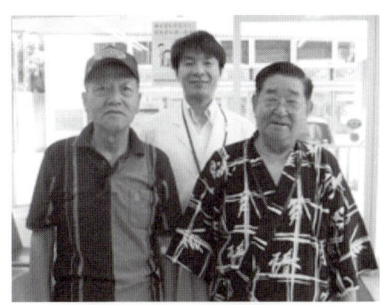

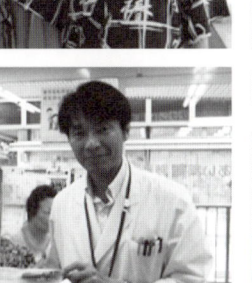

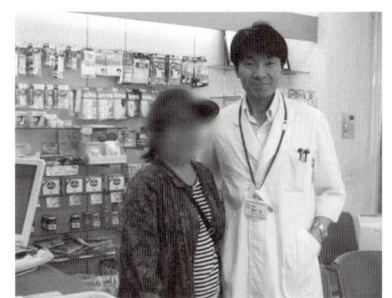

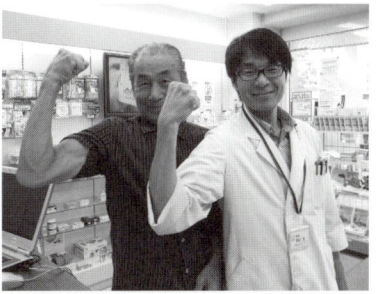

薬局を訪れる患者さんと。ときどきこうやって写真を撮っています

第8章　3☆ファーマシストたちの体験記

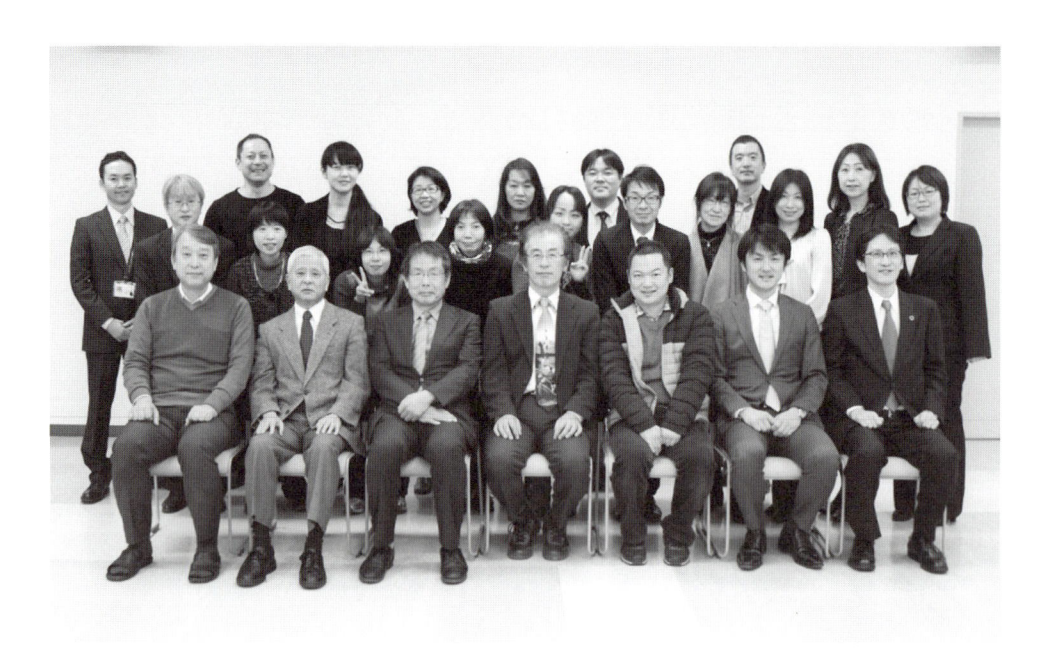

2012年12月の京都医療センター臨床研究センター予防医学研究室の研究発表会。年に1回の研究発表会では研究員が一堂に会し1年間の研究成果を発表します。私はいつの間にか研究員になって5年目が過ぎていました

第8章のまとめ

★ 3☆ファーマシスト研修を受け，3☆ファーマシストを修得し知識・スキル・マインドを日常業務に活かすことは，患者さんとの信頼関係を築くきっかけとなる

★ 患者支援を日々実行していくなかで，薬剤師と患者さんの関係が次第に変化していく。薬剤師と患者さんとの間に信頼関係が構築されることで，薬剤師のやりがいを向上させ，患者トラブルの減少など薬局の業務を改善させる可能性も秘めている

付録

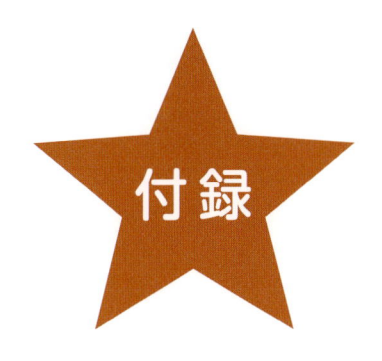

薬局ですぐ使える患者さんサポート資料

> 本書でも紹介した，筆者が実際に配っている「患者さんサポート資料」の一部を掲載します。参考にして自作してみてもいいですし，3☆ファーマシスト研修の修了者には，ここに掲載できなかったものを含むすべての資料（カラー）をPDFファイルで有償配付しています（実費, 3,000円程度）。患者さんのお薬手帳と同じサイズなのでピッタリ収まります。

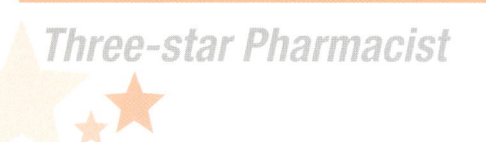

間食が血糖値に与える影響とは？

間食することありますか？

間食すると、どうなるかご存知ですか？

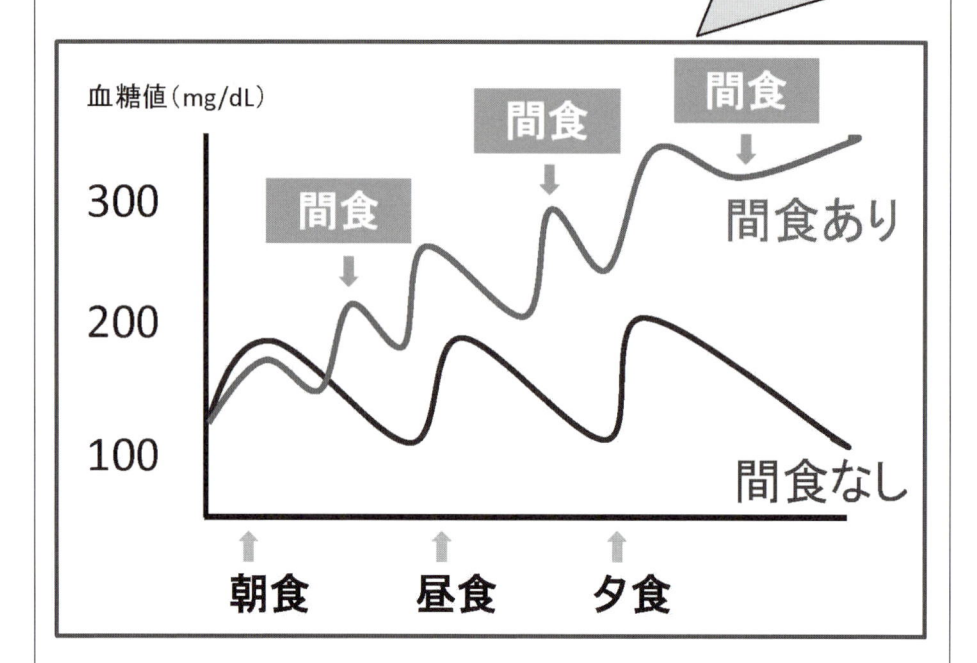

血糖値（mg/dL）

間食 ↓
間食 ↓
間食 ↓

300
200
100

間食あり
間食なし

朝食　昼食　夕食

☆血糖値の谷間を作ることで、HbA1c（平均血糖）は下がります

Copyright by COMPASS Project 2013

> ☆血糖値の谷間を作ることで、
> HbA1c(平均血糖)は下がります

できそうなことに✔印をつけてみましょう

☐ 間食を減らす
　血糖値は食後急に上がる
　間食をすると血糖値がさらに上がる

☐ 血糖値を上げにくい間食に変える
　血糖値が下がってくると空腹を感じる
　強く感じるのは5分程度
　　・コーヒーや紅茶など香りの強い飲み物
　　・血糖を上げないおやつを食べる
　　　⇒0(ゼロ)カロリーのゼリー、サイダー、
　　　野菜スティック、酢昆布など

薬局からの応援メッセージ：

薬剤師サイン・日付：＿＿＿＿＿＿＿＿＿＿

Copyright by COMPASS Project 2013

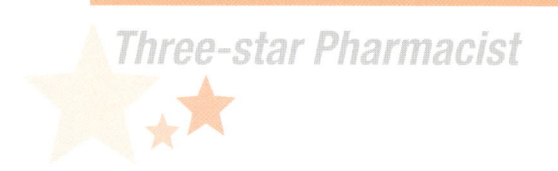

Three-star Pharmacist

HbA1cと平均血糖値との関係は？

HbA1c8%だと正常血糖の1.5倍以上あります

HbA1c (%)	予測平均血糖値 (mg/dL)
9	200
8	170
7	140
正常値	100

HbA1cは1-2ヶ月間の血糖値の平均値です
糖尿病でない人は6%をこえることはありません

Copyright by COMPASS Project 2013

血糖値170mg/dLを越えると尿に糖が出る

食後血糖が下がると尿糖が減ります

血糖値 (mg/dL)

170

100

食事 1 2 3 食後時間

尿糖

ウリエース®

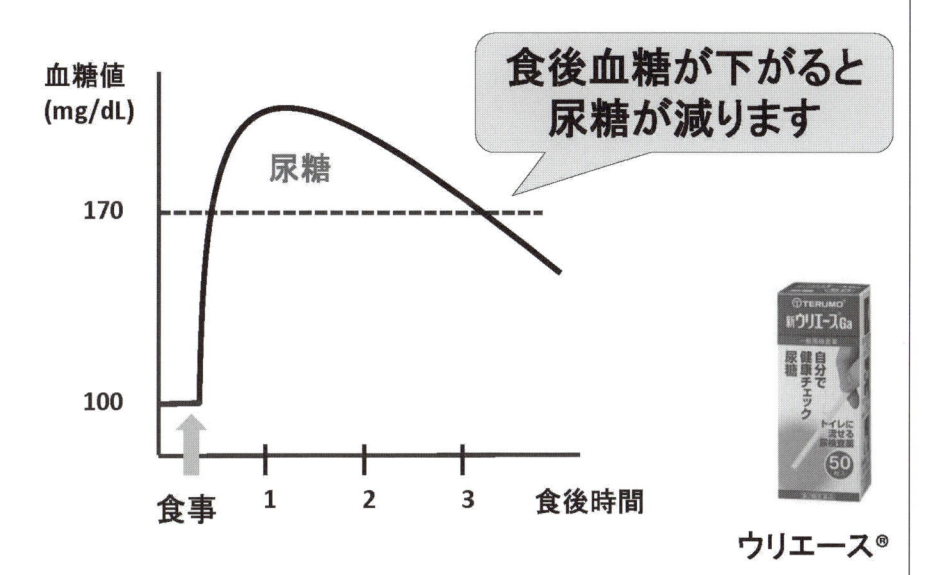

- 血糖値170mg/dLを越えると尿に糖が出る

- 食後1〜2時間の尿を、尿糖検査紙（ウリエース®など）で調べると、血糖が上がりやすい食品がわかる

血糖がよくなると、体重が増える理由

⇒ 尿から糖が出て行かなくなる分、食事量が同じだと、
　尿糖で捨てていた糖が、体に脂肪として蓄積されるから

Copyright by COMPASS Project 2013

HbA1cを下げておく理由は？

> HbA1cが1％下がると、目や腎臓への危険は大きく下がります

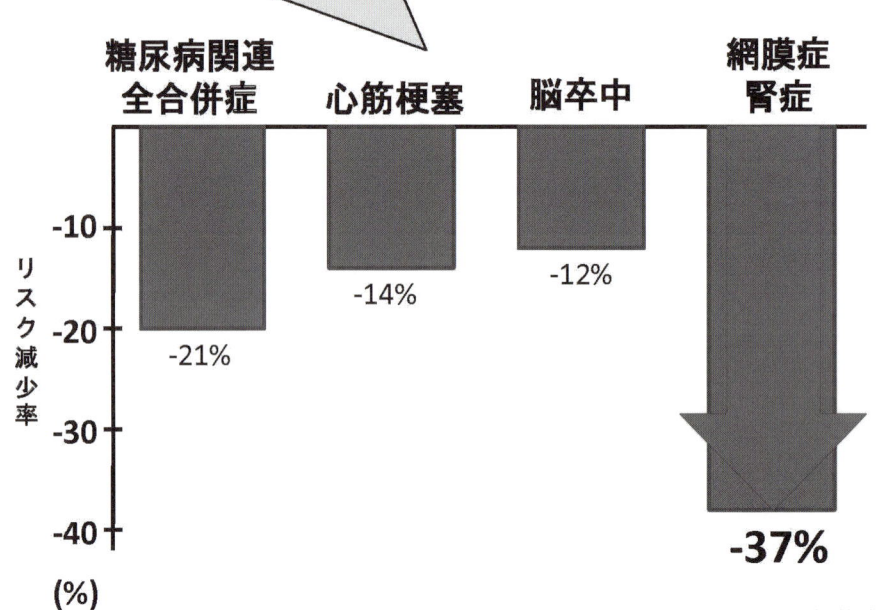

リスク減少率 (%)

糖尿病関連全合併症	心筋梗塞	脳卒中	網膜症腎症
-21%	-14%	-12%	-37%

UKPDS35 BMJ 321 200 0 より改変

完璧でなくとも十分な効果！
デンマークの研究では、HbA1c9.0⇒7.9％（約1％の低下）で血糖コントロールがそれほど良好でなくても、狭心症・心筋梗塞は半分に減少していました。

Copyright by COMPASS Project 2013

> HbA1c7%未満が目標なのは、7%を越えると眼や腎臓に合併症が多くなるためです

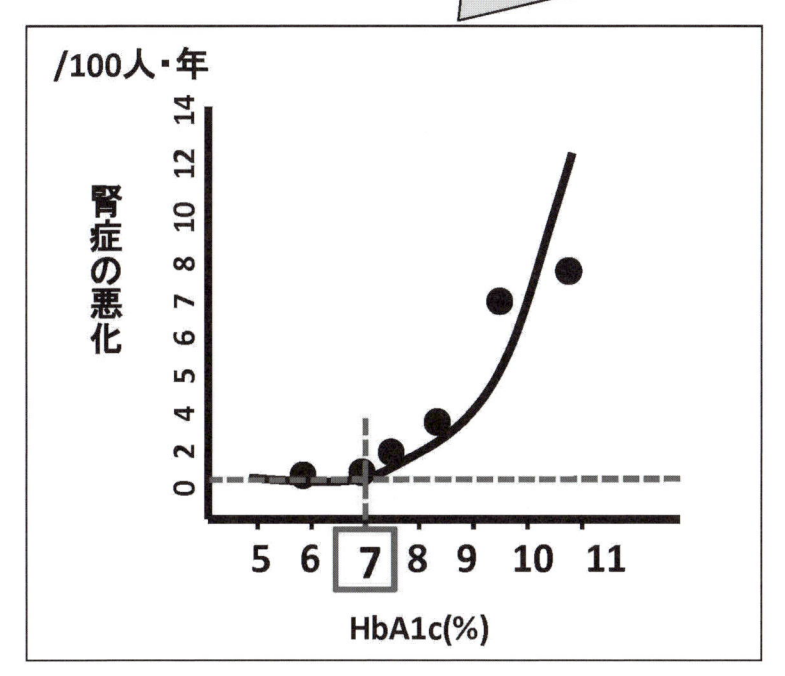

/100人・年

腎症の悪化

縦軸: 0 2 4 5 6 7 8 10 12 14
横軸: 5 6 **7** 8 9 10 11
HbA1c(%)

(熊本Study)

HbA1cを1%下げるには：薬の飲み忘れ、間食、アルコール、運動のうち、何か1つ注意するだけでも効果があります

Copyright by COMPASS Project 2013

付録
薬局ですぐ使える患者さんサポート資料

低血糖の時の対処方法

ブドウ糖5〜10g（固形2-4粒）を取る
（ヤクルト1本、リポD 0.5本＝10g）

15分後改善していなければ、同量を取る

※次の食事まで1時間以上あるとき
クラッカーなどを2枚程度取る

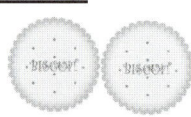

注：お菓子類は脂質が多く、血糖値の改善が遅れるので、低血糖の時にはふさわしくない。

　　　ドーナツ1個250kcal
　　　ブドウ糖10g　40kcal＝ごはん一口分

※対処が遅れると、血糖値が改善しても症状が残ります。対処法を決めておくのがコツです。

血糖値が改善したら低血糖に注意!!
※お腹のすく、夕食前や運動後は特に注意を

一日の運動目標と歩数とは？

毎日、どのくらい歩いていますか？

どのくらい歩いたらいいのでしょう？

- 血糖改善目標 ＋60分
- 動脈硬化、骨粗鬆症予防 ＋30分
- 生活歩数40分

4,000　7,000　10,000
1日の目標運動時間（分/日）と歩数

10分＝1,000歩 が目安

Copyright by COMPASS Project 2013

付録　薬局ですぐ使える患者さんサポート資料

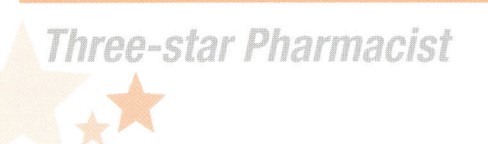

Three-star Pharmacist

歩数計を付けると1日平均2,000歩程度歩数が増えると言われています
1000歩 ＝ 約10分 なので、1日**20分程度は増える計算です**

何から始めましょうか？

運動靴を履いて近所を散歩する

10分散歩してみる

20分‥

30分‥

運動の目安： 週 150分
1回50分×週3回　でも
1回30分×週5回　でもOK

薬局からの応援メッセージ：

薬剤師サイン・日付：＿＿＿＿＿＿＿＿＿＿

Copyright by COMPASS Project 2013

> 階段を登ると座っている時の**8倍**のエネルギーを消費するんです

身体活動の強度を表す単位

1メッツ：寝ている、座っている時
2メッツ：立っている
3メッツ：ぶらぶら歩き、階段降り
4メッツ：早歩き
8メッツ：階段を登る

薬局からの応援メッセージ：

薬剤師サイン・日付：＿＿＿＿＿＿＿＿＿＿

Copyright by COMPASS Project 2013

運動の種類による効果はどのくらい？

散歩以外で何か運動していますか？

筋トレに興味ありますか？

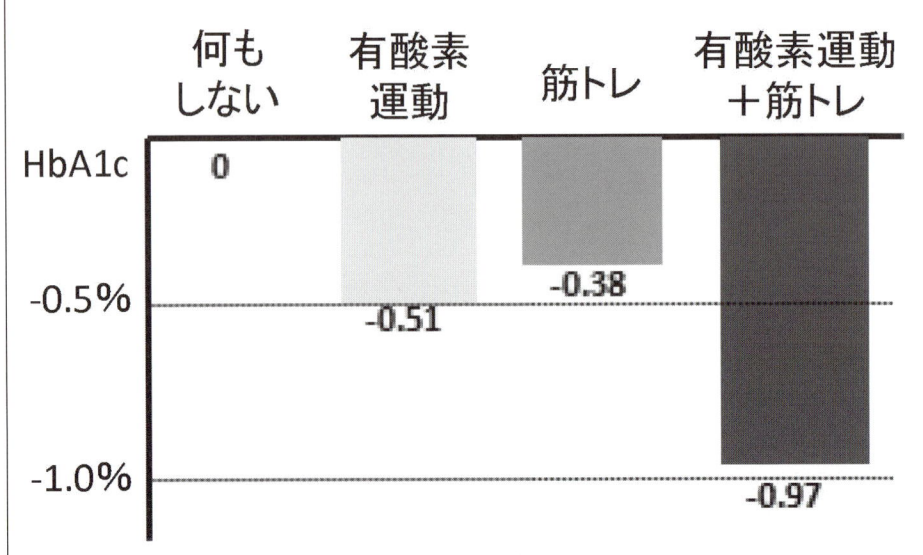

	何もしない	有酸素運動	筋トレ	有酸素運動＋筋トレ
HbA1c	0	-0.51	-0.38	-0.97

有酸素運動と筋肉トレーニングのHbA1cに対する効果

Signal RJ: Ann Intern Med, 147：357-369, 2007

Copyright by COMPASS Project 2013

> 有酸素運動（散歩など）と筋トレの組み合わせが効果的ですよ

　散歩や自転車などの有酸素運動だけでなく、筋トレを取り入れることで筋肉量を多くすることができます。両方組み合わせるとHbA1cを約1％下げることができます。

　血液中の糖分を取り込んでくれる筋肉は、年齢とともに次第に減少します。60歳代以降では急に衰えていくことが知られています。
　しかし、80歳代でも上手に筋肉トレーニングをすることで、筋肉量は増加していきます。
　運動の効果は、12〜72時間は続くと言われています。

薬局からの応援メッセージ：

薬剤師サイン・日付：＿＿＿＿＿＿＿＿＿＿＿

Copyright by COMPASS Project 2013

ビール・発泡酒のカロリー数は？

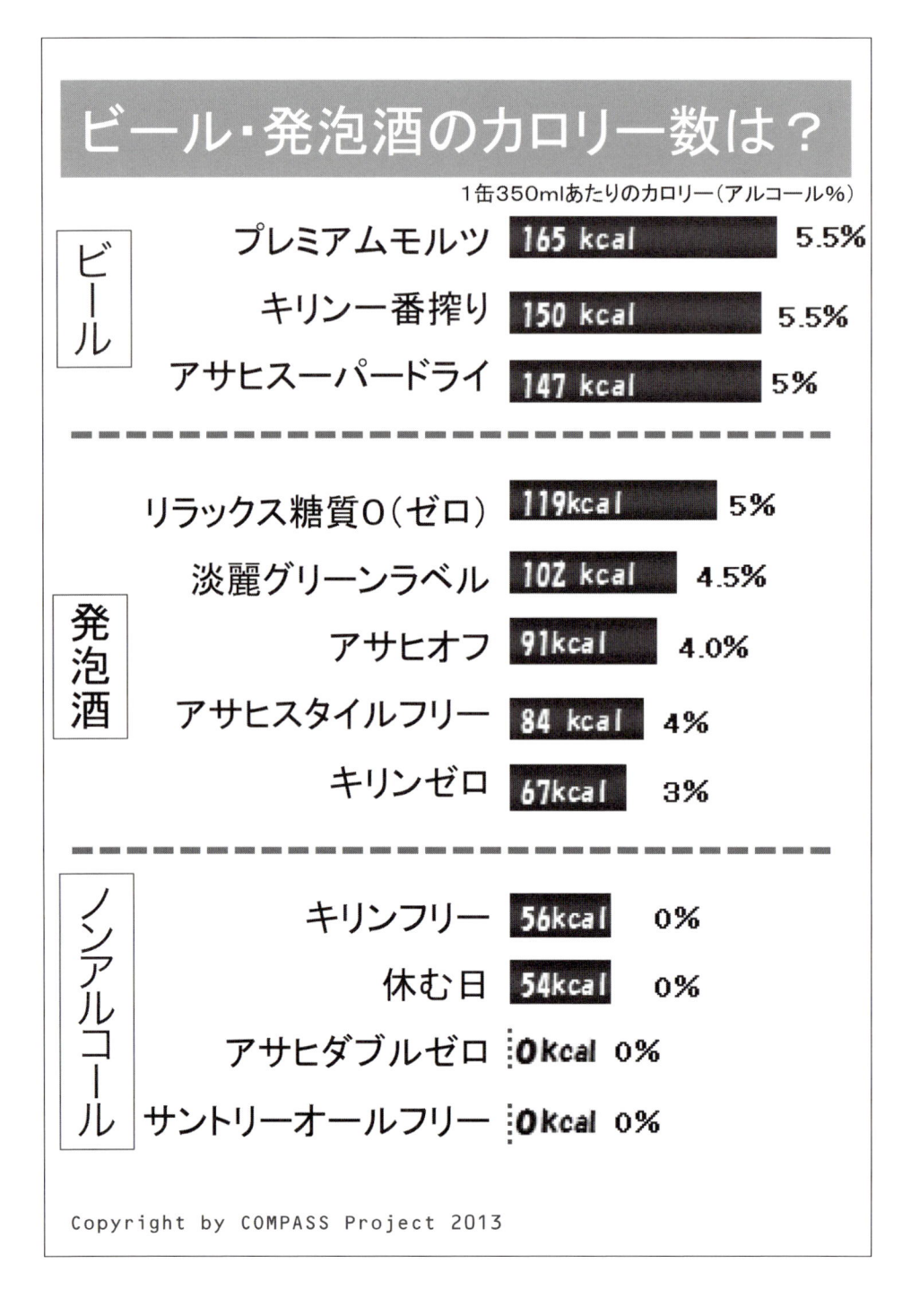

1缶350mlあたりのカロリー（アルコール%）

ビール
- プレミアムモルツ　165 kcal　5.5%
- キリン一番搾り　150 kcal　5.5%
- アサヒスーパードライ　147 kcal　5%

発泡酒
- リラックス糖質0（ゼロ）　119kcal　5%
- 淡麗グリーンラベル　102 kcal　4.5%
- アサヒオフ　91kcal　4.0%
- アサヒスタイルフリー　84 kcal　4%
- キリンゼロ　67kcal　3%

ノンアルコール
- キリンフリー　56kcal　0%
- 休む日　54kcal　0%
- アサヒダブルゼロ　0kcal　0%
- サントリーオールフリー　0kcal　0%

Copyright by COMPASS Project 2013

適正な飲酒量をご存知ですか？

アルコール一日25gまで

・ビール500ml
・日本酒一合（180ml）
・ワイン2杯（240ml）
・ウイスキーダブル1杯（60ml）

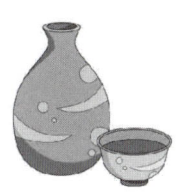

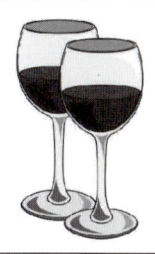

薬局からの応援メッセージ：

薬剤師サイン・日付：＿＿＿＿＿＿＿＿＿＿

Copyright by COMPASS Project 2013

付録　薬局ですぐ使える患者さんサポート資料

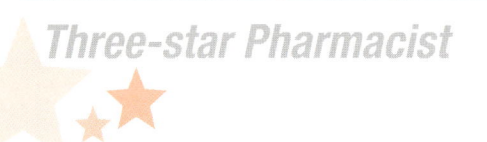

間食を運動で消費するのは大変！

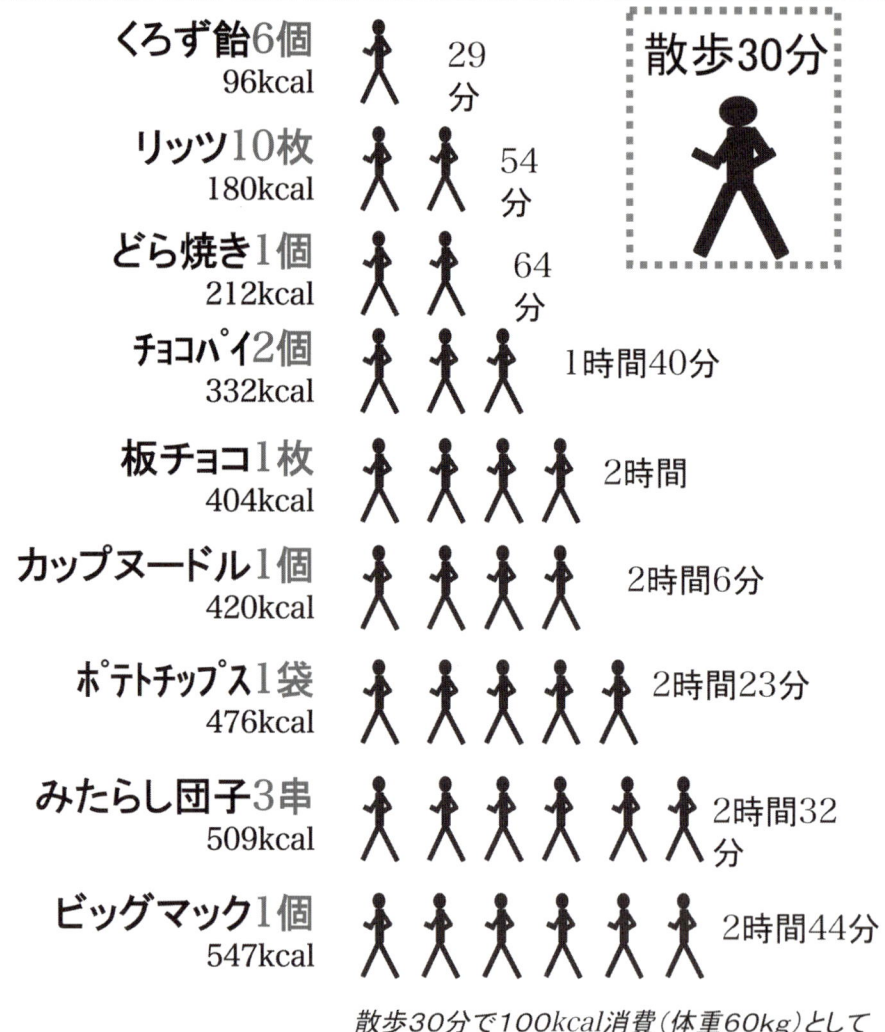

散歩30分

- くろず飴6個　96kcal — 29分
- リッツ10枚　180kcal — 54分
- どら焼き1個　212kcal — 64分
- チョコパイ2個　332kcal — 1時間40分
- 板チョコ1枚　404kcal — 2時間
- カップヌードル1個　420kcal — 2時間6分
- ポテトチップス1袋　476kcal — 2時間23分
- みたらし団子3串　509kcal — 2時間32分
- ビッグマック1個　547kcal — 2時間44分

散歩30分で100kcal消費（体重60kg）として

Copyright by COMPASS Project 2013

> 果物の一日量の目安を
> ご存知ですか？

"自分の握りこぶし"1つ分

・みかん　小3つ
・柿　1こ
・リンゴ　半分
・バナナ　1本
・いちご　4粒

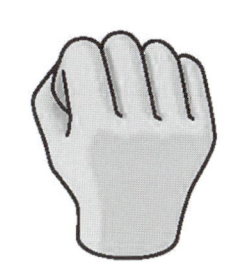

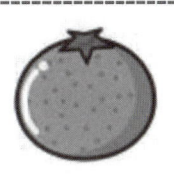

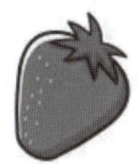

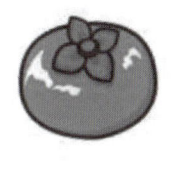

> 薬局からの応援メッセージ：

薬剤師サイン・日付：＿＿＿＿＿＿＿＿＿＿

Copyright by COMPASS Project 2013

付録　薬局ですぐ使える患者さんサポート資料

栄養素別の血糖値の上がり方

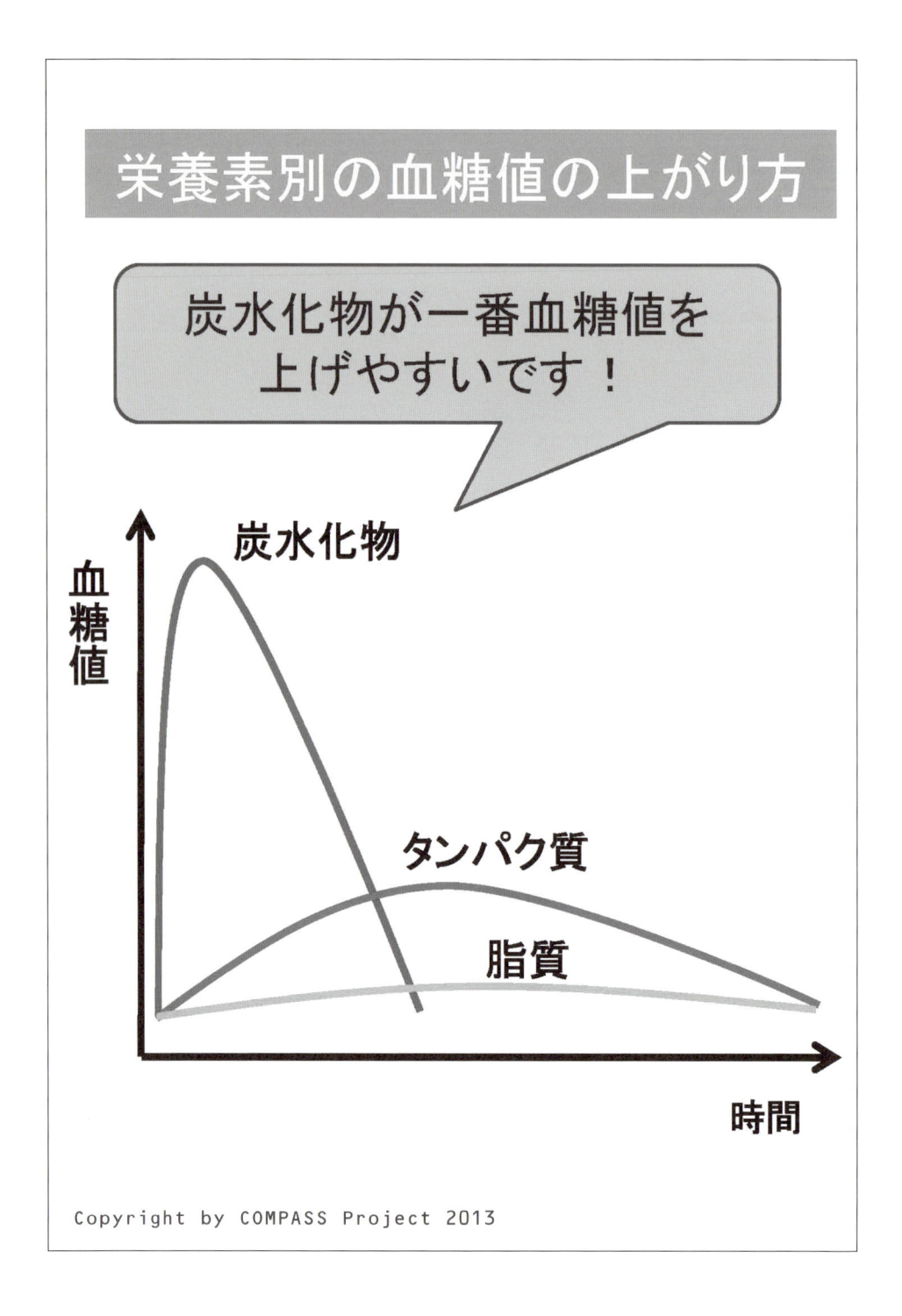

炭水化物が一番血糖値を上げやすいです！

血糖値 / 炭水化物 / タンパク質 / 脂質 / 時間

Copyright by COMPASS Project 2013

野菜サラダの後にご飯を食べると食後血糖値が上がりにくくなります

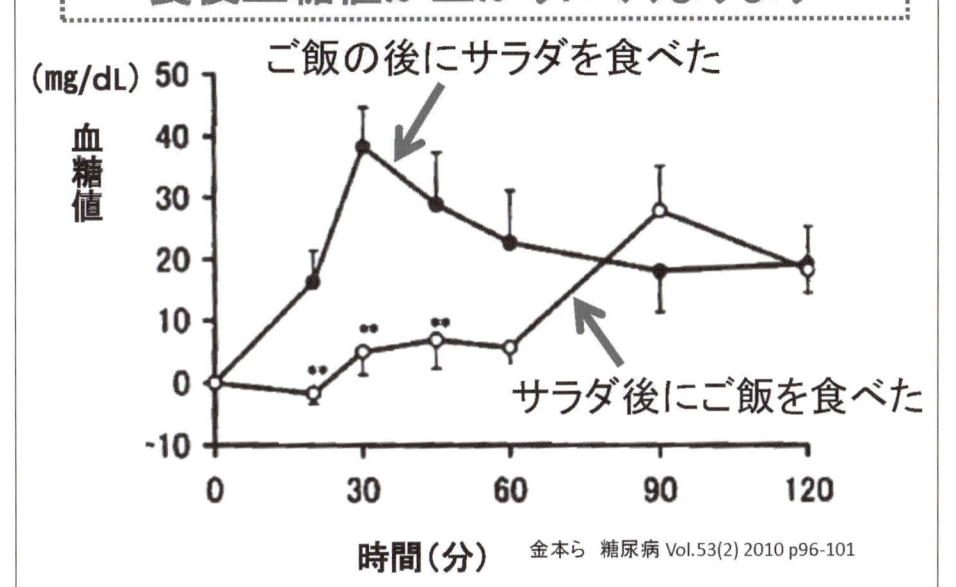

ご飯の後にサラダを食べた

サラダ後にご飯を食べた

時間（分）　金本ら　糖尿病 Vol.53(2) 2010 p96-101

※野菜サラダにドレッシング（オリーブオイル＋酢）をかけるとさらに食後血糖値が低く抑えられます

薬局からの応援メッセージ：

薬剤師サイン・日付：＿＿＿＿＿＿＿＿＿＿

Copyright by COMPASS Project 2013

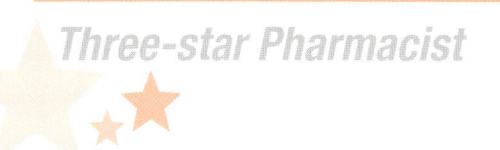

炭水化物が多い食べ物は？

1食あたり炭水化物量の目安は約50gです

食品	炭水化物量（g）
ご飯1膳（女茶碗　150g）	50
（男茶碗　200g）	70
おにぎり1個100g	35
丼もの（1杯250～300g）	100
トースト6枚切り1枚	30
クロワッサン1個	20
うどん（ゆで麺230g）1玉	50
そうめん　1束50g	35
インスタントラーメン（麺）	50
スパゲティ（ゆで250g）	70
おもち　角もち1個50g	25
お好み焼き　1枚	50

Copyright by COMPASS Project 2013

食品	炭水化物（g）
バナナ1本	30
みかん1個	10
柿1個	30
リンゴ1/2個	20
ぶどう1/2房	25
かぼちゃ1/2個	60
ジャガイモ小1個	15
サツマイモ1本	60
トウモロコシ1本	20
栗5個	15

薬局からの応援メッセージ：

薬剤師サイン・日付：＿＿＿＿＿＿＿＿＿＿

Copyright by COMPASS Project 2013

付録

薬局ですぐ使える患者さんサポート資料

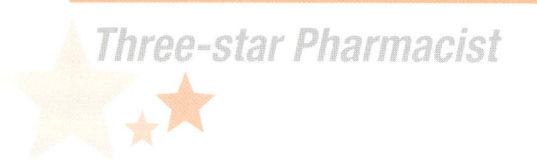

カロリーとカーボカウント

> 炭水化物を2種類食べていることはありませんか？

食品	炭水化物（g）	カロリー（kcal）
お弁当（ご飯200g）	70	340
おにぎり1個（100g）	35	170
うどん＋ごはん	120	550
うどん＋いなりずし2個	110	700
ちからうどん（もち1個）	85	420
カップ焼きそば＋おにぎり	115	740
カップヌードル＋おにぎり	85	530
お好み焼き＋ご飯（150g）	100	760
ラーメン＋ぎょうざ	110	710
ラーメン＋半チャーハン	130	790

1食あたり炭水化物量の目安は約50g
カロリーの目安は約500kcalです

Copyright by COMPASS Project 2013

食品	炭水化物（g）	カロリー（kcal）
チョコレートケーキ	55	500
プリン	15	150
アイス カップ1個	20	270
ドーナッツ	30	280
バームクーヘン	35	320
おはぎ（1個70g）	30	140
みたらし団子	30	120
カステラ（1切50g）	30	160
かりんとう（小8本）	30	180
せんべい 2枚20g	20	80
バナナ1本	30	100
柿1個	30	110

薬局からの応援メッセージ：

薬剤師サイン・日付：＿＿＿＿＿＿＿

Copyright by COMPASS Project 2013

いまできること・やりたいこと

	するつもりはない	するつもりはあるが自信ない	がんばればできそう	できてる
間食をやめる				
間食を減らす				
野菜を先に食べる				
炭水化物を減らす				
階段を使う				
毎日の歩数を増やす				
筋トレする				
飲む量を減らす				
ノンアルコールビールに				
休肝日を作る				

Copyright by COMPASS Project 2013

成功事例 トップ5 教えます！

> 何か1つ始めれば、目安として
> HbA1c0.5％程度は下がりますよ

1. **間食をやめた（減らした）**
   - お菓子や果物を、まとめて買わない
   - 血糖を上げにくいおやつを探す（ゼロ食品など）

2. **歩くようにした（運動を増やした）**
   - 家族や仲間と歩くようにする
   - 通勤や会社では、階段を使う

3. **お酒をやめた(減らした)**
   - お酒をやめてみたらHbA1cが急に下がった人は多い
   - つまみを野菜にする

4. **体重を減らした**
   - 体重をノートやパソコンで記録する
   - お腹がすいたときに食べるおやつを工夫する（低カロリーに）

5. **血糖値を測ってみる**
   - 食事の前と1-2時間後の血糖値を測るとよい
   - 尿糖を測ってみる（市販試験紙でできます）

Copyright by COMPASS Project 2013

あとがき

　この本は，薬局での糖尿病患者支援研究：COMPASSプロジェクトのために作った薬局版「動機づけ面接」の研修を拡充して作った3☆ファーマシスト研修を書籍化にしたものです。第1章が主にマインドの部分で，残りの各章がスキル・知識にあたります。この本を読んで，薬局で患者さんの支援に取り組み，信頼を得る薬剤師さんが全国で増えると嬉しいなと思っています。

　この本の感想や，本を読んで実際に薬局の患者さんに試してみたことなど，よかったら教えてください。報告お待ちしています。

E-mail:bufobufo.ok@gmail.com

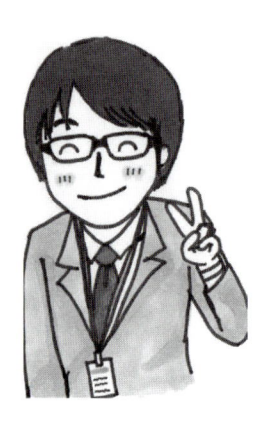

著者紹介

岡田　浩（おかだ　ひろし）
薬剤師・福岡糖尿病療養指導士

福岡県福岡市生まれ
大学時から福岡小児糖尿病サマーキャンプ（ヤングホークス）に関わる

【学　歴】
1990年　福岡教育大学小学校課程社会科専攻卒業
2005年　長崎大学薬学部卒業
2012年　京都大学大学院理学研究科生物科学専攻修士課程修了
　　　　（理学修士）
2013年　京都大学大学院医学研究科社会健康医学系専攻健康情報学分野
　　　　博士課程後期　在籍中

【職　歴】
1990年　福岡県内の公立小中学校・学習塾講師
2004年　（医）岡田内科クリニック（糖尿病専門診療所）治験事務局長
2005年　福岡県内の薬局に勤務
2008年　京都医療センター臨床研究センター予防医学研究室　研究員
2008年　（株）ファルコファーマシーズ　あい薬局藤森
2012年　（株）コンパス・プロジェクト　代表取締役社長

行列のできる薬剤師
3☆ファーマシスト(スリースター)を目指せ！

定価　本体2,400円（税別）

2013年9月25日　発　行
2022年7月15日　第2刷発行

編　集　　岡田 浩(おかだ ひろし)
発行人　　武田 信
発行所　　株式会社じほう
　　　　　101-8421　東京都千代田区神田猿楽町1-5-15（猿楽町SSビル）
　　　　　振替　00190-0-900481
　　　　　＜大阪支局＞
　　　　　541-0044　大阪市中央区伏見町2-1-1（三井住友銀行高麗橋ビル）
　　　　　お問い合わせ　https://www.jiho.co.jp/contact/

©2013　デザイン・組版　（株）サンビジネス　印刷　（株）日本制作センター
Printed in Japan

本書の複写にかかる複製，上映，譲渡，公衆送信（送信可能化を含む）の各権利は株式会社じほうが管理の委託を受けています。

JCOPY ＜出版者著作権管理機構 委託出版物＞
本書の無断複製は著作権法上での例外を除き禁じられています。
複製される場合は，そのつど事前に，出版者著作権管理機構（電話 03-5244-5088，FAX 03-5244-5089，e-mail：info@jcopy.or.jp）の許諾を得てください。

万一落丁，乱丁の場合は，お取替えいたします。
ISBN 978-4-8407-4497-3